Das Buch der Chinesischen Heilkunst

Prof. TCM Univ. Yunnan Li Wu

Das Buch der Chinesischen Heilkunst

Bewährtes Heilwissen aus dem Reich der Mitte

Haben Sie Fragen an den Mankau Verlag?
Anregungen zum Buch?
Erfahrungen, die Sie mit anderen teilen möchten?

Besuchen Sie unsere sozialen Netzwerke:
www.mankau-verlag.de/forum

Bibliografische Information der Deutschen Nationalbibliothek
Die Deutsche Nationalbibliothek verzeichnet diese Publikation in der Deutschen Nationalbibliografie; detaillierte bibliografische Daten sind im Internet über http://dnb.d-nb.de abrufbar.

Prof. TCM Univ. Yunnan Li Wu
Das Buch der Chinesischen Heilkunst
Bewährtes Heilwissen aus dem Reich der Mitte
ISBN 978-3-86374-538-7
4. Aufl. 2026 (1. Aufl. 2019, 2. Aufl. 2021, 3. Aufl. 2024)

Mankau Verlag GmbH
Pfarrgasse 1, D-82497 Unterammergau
kontakt@mankau-verlag.de
Im Netz: www.mankau-verlag.de

Text: Anna Cavelius, Schondorf am Ammersee
Vermittelt durch: Agentur Josef K. Pöllath, Dachau
Lektorat: Ulrich Nigge, Lünen
Endkorrektorat der Taschenbuch-Ausgabe:
Susanne Langer-Joffroy M. A., Germering
Gestaltung Cover/Umschlag:
Andrea Barth, Guter Punkt GmbH & Co. KG, München
Layout und Satz: Lydia Kühn, Aix-en-Provence, Frankreich
Energ. Beratung: Gerhard Albustin, Raum & Form, Winhöring

Illustrationen: Sascha Wuillemet, München; Thomas Pelletier, Saarbrücken
Kalligrafien: Monika Mey, Chinesisch-Sprachschule München,
www.ChinaCoachingCenter.de
Fotos: iStockphoto.com/xxapril (S. 9), iStockphoto.com/HultonArchive (S. 10), iStockphoto.com/duncan1890 (S. 11), netsuthep – Fotolia.com (S. 14), iStockphoto.com/Michael_at_isp (S. 33), ping han – Fotolia.com (S. 55), iStockphoto.com/SongSpeckels (S. 71), iStockphoto.com/Eifelgrapher (S. 87), fra – Fotolia.com (S. 105)

Druck: Druckerei C. H. Beck, Nördlingen

FSC www.fsc.org
MIX
Papier | Fördert gute Waldnutzung
FSC® C019821

Inhalt

Vorwort

Machen wir uns auf die Spurensuche: Wenn wir versuchen, die wesentlichen Unterschiede zwischen der modernen westlichen Medizin und der Traditionellen Chinesischen Medizin (TCM) zu benennen, so fallen zwei Punkte ins Gewicht. Im Mittelpunkt der jahrtausendealten Heilkunde Chinas steht die ganzheitliche Betrachtungsweise des Menschen. Und die Diagnostik von Beschwerden und Krankheiten sowie ihre Behandlung erfolgen immer mit Blick auf die Natur, aus der wir stammen. Das bedeutet zum einen, dass jeder Mensch eine organische Einheit bildet. Seine Organe – dabei handelt es sich um Speicher- wie um Hohlorgane (chin. Zang fu) – im Inneren werden durch Leitbahnen verbunden. Diese Meridiane spielen in der Akupunktur, der Akupressur, der Heilmassage, aber auch in der Heilkräuterkunde eine wichtige Rolle. Auf ihnen fließt die Lebensenergie Qi. Die chinesische Medizin deutet zum anderen alle Phänomene, die in der Welt vorkommen, alle tote Materie, alle Lebewesen und damit natürlich auch den Menschen und die ihn umgebende Natur, als Gegensätze zwischen den Polen Yin und Yang. Bei jeder Beschwerde, sei sie körperlicher oder seelischer Natur, liegt eine Störung dieses Gleichgewichts zugrunde. Deshalb geht es bei der Behandlung immer darum, das aus dem Lot geratene Gleichgewicht wiederherzustellen, so die Selbstheilungsfunktionen des Körpers zu wecken und den Fluss der Lebensenergie Qi anzuregen.

Zwar sind die Aussagen über den menschlichen Körper und seine Störungen in der TCM nicht objektivierbar in einem naturwissenschaftlichen Sinne. Dennoch handelt es sich hier um eine analytische, systematische Erfahrungsheilkunde, in der Materielles und Energetisches, Körperliches und Seelisches teilweise ungetrennt enthalten sind.

Dieses Buch bietet Ihnen einen umfassenden Leitfaden zur Einführung in die chinesische Medizin. Sie finden hier die Konzepte und Ideen, auf denen die Traditionelle Chinesische Medizin beruht. Wenn Sie die Unterstützung durch einen TCM-Arzt bei einem gesundheitlichen Problem in Erwägung ziehen, so erfahren Sie hier, was zur Diagnose und Behandlung gehört. Darüber hinaus bietet dieser Ratgeber eine Fülle von praktischen Anregungen, mit denen Sie sich und Ihre Familie bei verschiedenen Alltagsbeschwerden sanft und ohne Nebenwirkungen stärken und wieder ins Gleichgewicht bringen können.

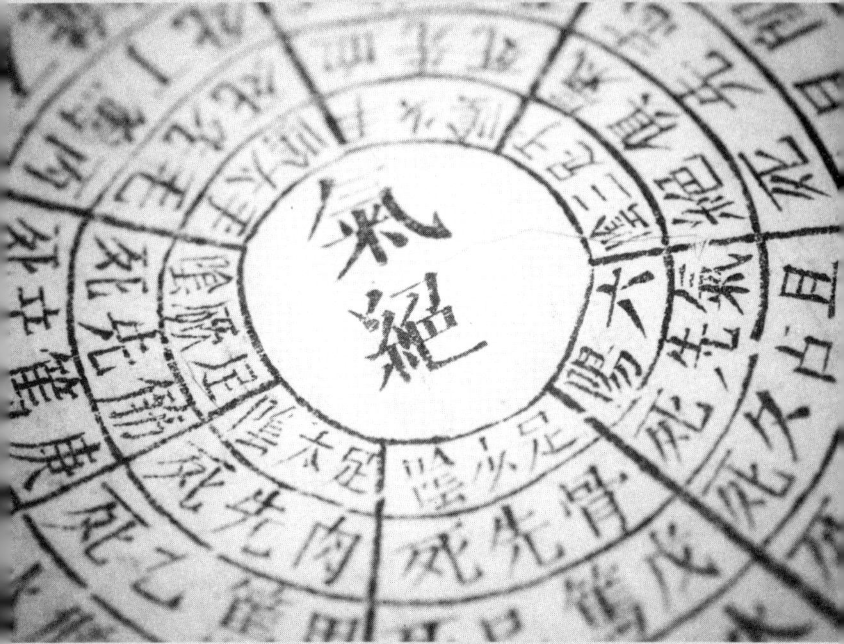

Kapitel 1

Die Grundpfeiler der chinesischen Medizin

Die Traditionelle Chinesische Medizin besteht aus einem vielschichtigen System aus Diagnose- und Behandlungsformen, das sich über 3500 Jahre hinweg immer weiterentwickelt hat. Eine der wesentlichen philosophischen Grundlagen dieser Heilkunde ist die Einheit von Körper, Geist und Seele. Diese Einheit bildet jeder Mensch – und dieser wiederum ist Teil des von Energie erfüllten Universums, unseres Planeten und der uns umgebenden Natur. Diese spirituellen Einsichten entstammen dem sogenannten Daoismus. Innerhalb dieser Weltsicht hängt alles voneinander ab und ist miteinander verwoben. Ein Leben im Einklang mit allem, was lebt, sowie die Erlangung der Unsterblichkeit stehen im Zentrum dieser Lehre.

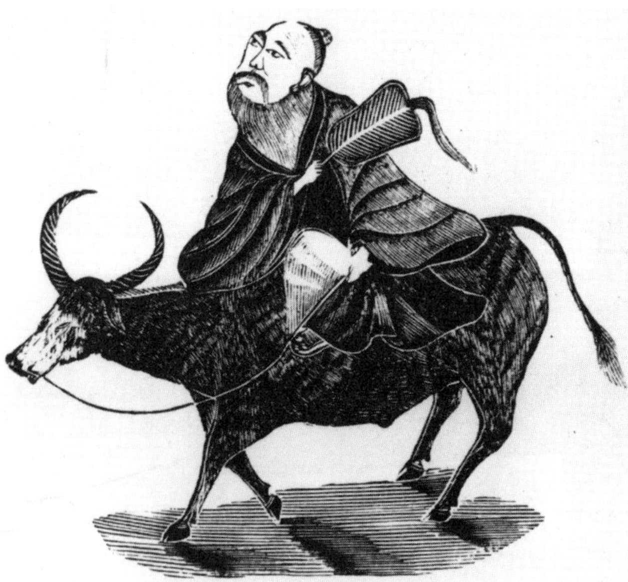

Lao-Tse ist der Begründer des Daoismus.

Aus diesem gedanklichen System entwickelten sich höchst verfeinerte Techniken zur Vorbeugung und – wenn es dafür zu spät ist – für die ganzheitliche Behandlung von Krankheiten. Dazu gehören Akupunktur, Heilkräuter, Ernährung, Meditation und Körperübungen. Zweifellos hat die westliche Schulmedizin großartige Erfolge in vielen Bereichen, insbesondere in der Diagnostik und der Chirurgie, erzielt. Bei Alltagsbeschwerden, aber auch bei Stoffwechselkrankheiten oder Schmerzen kann sie jedoch allenfalls die Symptome lindern. In den letzten Jahrzehnten erfreuen sich deshalb auch in westlichen Ländern insbesondere die Akupunktur, Akupressur, aber auch Heilkräuterkunde, Tai Chi Quan, Qi Gong und Meditation wachsender Beliebtheit.

Konfuzius

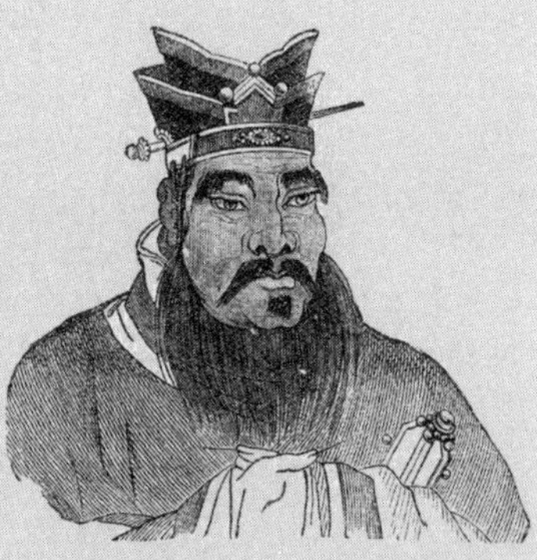

Der chinesische Philosoph Konfuzius.

Auch der bekannte Philosoph Konfuzius (551–479 v. Chr.) prägte das Menschenbild im alten China. Innerhalb seiner Lehre stand der Mensch als Teil einer Gesellschaft mit Rechten und Pflichten im Mittelpunkt. So sichere er ein soziales System, und jenes wiederum gebe ihm Schutz. Von Konfuzius ist das Zitat überliefert: »Ein Mann ohne Beharrlichkeit kann weder ein guter Schamane noch ein guter Arzt werden.«

Die ganzheitliche Sicht

Innerhalb des Universums sind Körper, Geist und Seele bestimmte Ausprägungen der universellen Lebenskraft. Bei der Diagnose von Beschwerden sieht ein TCM-Arzt deshalb immer die Abhängigkeiten seelischer Symptome, Gefühle und Umweltfaktoren. So erkennt er, wie mögliche Disharmonien entstehen konnten. Ziel einer Behandlung ist dann die Wiederherstellung des energetischen Gleichgewichts des Menschen, der sich in seinem Umfeld wohl und gesund fühlt. Dabei wird ein gutes Maß an Selbstverantwortung und Achtsamkeit im Umgang mit sich selbst und seinem Umfeld groß geschrieben. Ideal ist die Verbindung von westlicher Medizin mit chinesischem Heilwissen. So kann eine TCM-Behandlung beispielsweise nach einer Operation oder einer medikamentösen Behandlung ausgleichend und regenerierend wirken.

Lebensregeln und Naturverständnis

Innerhalb der chinesischen Medizin steht die Vermeidung von Krankheiten im Vordergrund. Daher gehören bestimmte Lebensregeln und das Naturverständnis zu ganz natürlichen täglichen »Übungen«, die der Vorbeugung dienen. So werden Heilkräuter auch beim Kochen verwendet und Tai Chi ist ein beliebter Frühsport – nicht nur für bewegliche Senioren. Diese Alltagstauglichkeit bildet wiederum die Grundlage des Heilsystems. Denn der Schutz der Gesundheit sichert das eigene Wohlergehen, die Erhaltung der Leistungsfähigkeit und der Schaffenskraft des Einzelnen, der Familie und letztlich auch der ganzen Gesellschaft.

治疗

Betrachten Sie diesen Schriftzug in aller Ruhe. Allein sein Anblick und die Versenkung in seine Idee versprechen eine heilende Erfahrung. Das chinesische Schriftzeichen bedeutet zu Deutsch »Heilung«.

Geschichte und Gegenwart

Man kann mit Sicherheit davon ausgehen, dass sich alle medizinischen Behandlungen und Empfehlungen zur Gesunderhaltung aus der Beobachtung der Natur entwickelt haben. Auf schamanische Heiler geht beispielsweise das wichtige Symbol des Drachenkopfes zurück, das stark auf den Energiefluss einwirken soll. Neben Erscheinungen der Natur spielen auch mythische Gestalten eine bedeutende Rolle in der chinesischen Philosophie und Heilkunde. Die schwebenden Bewegungen von Qi Gong beispielsweise haben ihren Ursprung im Flug der Wildgänse. Schon während der Shang-Dynastie um 1000 v. Chr. scheint man sich näher mit Krankheiten und Heilung befasst zu haben. Damals stand jedoch noch der Glaube an durch Dämonen verursachte Beschwerden im Vordergrund. Vermutlich wurde zu jener Zeit die eine oder andere Beschwerde auch durch Beschwörungen oder die betäubende Wirkung von rauchenden Moxa-Stäbchen »weggezaubert« … Noch im 6. Jahrhundert v. Chr. war die Beziehung zwischen Schamanen und Heilkundigen eng. Beharrlich wurde die

Medizin weiterentwickelt: So entstanden Akupunktur und Massage ebenfalls durch die jahrhundertelange Beobachtung von Wirkungen. Im 3. Jahrhundert v. Chr. begann man mit der systematischen Aufzeichnung des Heilwissens. Rund 200 Jahre später war der berühmte »Innere Klassiker«, ein Dialog zwischen dem legendären gelben Kaiser und seinem Minister

Siddharta Gautama, der erste Buddha (450–370 v. Chr.), stammte aus dem Norden des alten Indien, dem heutigen Nepal. In China fand seine Lehre von der Vorbereitung des Menschen auf die Erlösung aus seinem irdischen Leiden viele Anhänger. Durch die rechte Geisteshaltung und das rechte Handeln sowie durch innere Sammlung – so die Grundzüge seiner Lehre – könne sich der Mensch aus dem endlosen Zyklus der Wiedergeburt lösen und ins Nirwana eingehen. Neben Lao-tse und Konfuzius ist er der dritte bedeutende Lehrer, dessen Philosophie auch Eingang in die Traditionelle Chinesische Medizin gefunden hat.

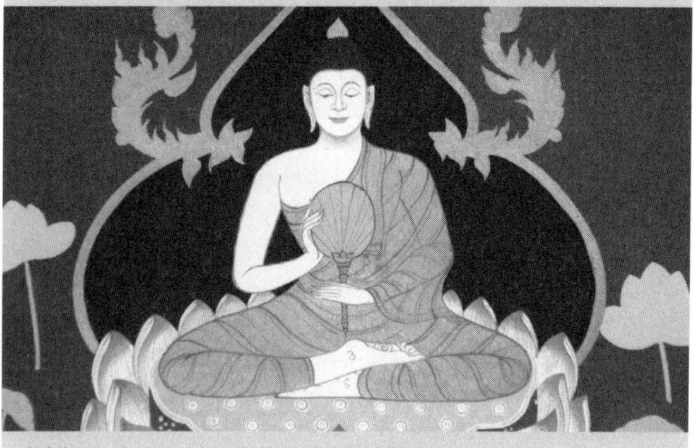

Siddharta Gautama begründete den Buddhismus.

Qi Bo, fertiggestellt. Nun existierte erstmals eine Aufzeichnung über den menschlichen Blutkreislauf. Der »Innere Klassiker« erfuhr im Lauf der Zeit immer wieder Erweiterungen, unter anderem um Akupunktur und Heilkräuter. So stammt das bekannte Arzneimittelbuch »Shen-nung pen-tsáo« aus dem 2. Jahrhundert v. Chr. Aus diesen Anfängen entwickelten sich die fünf Säulen der chinesischen Heilkunde:

- Akupunktur, Akupressur und Moxibustion
- Heilkräuterkunde
- Ernährung nach den Fünf Elementen
- Heilmassage (Tuina-Therapie)
- Qi Gong und Tai Chi Quan

Die Lehre von Yin und Yang

Um die chinesische Medizin zu verstehen, wenden wir unseren Blick auf eines ihrer Schlüsselkonzepte: Yin und Yang. Die Idee von Yin und Yang wurde das erste Mal in dem großen Orakelbuch »I Ging« niedergeschrieben, das etwa aus dem 11. Jahrhundert n. Chr. stammt. Auch dieses Konzept wurde aus der Betrachtung der Natur und der Beobachtung entwickelt, dass es in ihr immer Paare gibt. Diese bedingen einander, sind aber zugleich gegensätzlich: So gibt es ohne den Tag keine Nacht, ohne Kälte keine Wärme, ohne Sommer keinen Winter, ohne das Tal keinen Berg, ohne hinauf kein hinab.

Alles steht hier in einem dynamischen Zusammenspiel, das auf Wandel angelegt ist. Aus dem einen entsteht das andere. Es gibt nur vorübergehende Phasen, in denen das eine immer dem anderen entgegenstrebt. In jedem Menschen ist das Prinzip von Yin und Yang, vom Hellen und vom Dunklen, wirksam.

Von Yin und Yang ...

Yin bedeutet übersetzt »die dunkle Seite des Berges«. Es steht für: Mond, Nacht, Winter, Kälte, Ruhe, Passivität, Frau, weich, hervorbringen, dunkel, innen und verborgene Fähigkeiten.

Yang hingegen bedeutet »die helle Seite des Berges«. Es steht für: Sonne, Tag, Sommer, Wärme, Aktivität, Mann, hart, erzeugen, außen und Ausdruck.

In der Gesundheitslehre wird nun der Körper eines Menschen als Yin-und-Yang-Muster betrachtet. Herrscht ein dynamisches Gleichgewicht zwischen den beiden Polen, so bedeutet dies Gesundheit. Ist das Gleichgewicht aus der Balance, weist dies auf Krankheit hin. Ziel einer traditionellen chinesischen Behandlung ist immer der Ausgleich der Yin- und Yang-Aspekte des Körpers. Fieber ist beispielsweise ein Zuviel an Yang. Sinkt die Temperatur, so wird sie wieder zu Yin. Ist das Fieber jedoch begleitet von Frösteln, so bedeutet das ein Zuviel an Yin. Hier hilft Wärme, wieder Yang zu erzeugen.

- Yin-Körper: unterer Körperabschnitt, vordere Körperseite, rechte Körperhälfte, innere Körperteile, Körperhöhlen, Vollorgane, Haut und Knochen
- Yang-Körper: oberer Körperabschnitt, hintere Körperseite, linke Körperhälfte, äußere Körperteile, Außenseite, Hohlorgane, Sehnen und Knorpel

Die Lehre von den Fünf Elementen

Das zweite Schlüsselkonzept zum Verständnis der Traditionellen Chinesischen Medizin ist die Lehre von den Fünf Elementen. Die Zahl Fünf gilt in der chinesischen Philosophie als Zahl des Lebens. Die Theorie der Fünf Elemente geht auf unterschiedliche dynamische Prozesse zurück, denen allen auch das Wechselspiel von Yin und Yang zugrunde liegt. So entsteht aus einem Samenkorn (Yin) eine Pflanze (Yang), die beim Absterben wieder zu Yin (Tod) wird. Diese Bilder finden sich wieder in dem System der Fünf Elemente und dem der fünf Wandlungsphasen. Die Fünf Elemente finden sich in dynamischen Prozessen, der Umwelt, in den Jahreszeiten, der Tageszeit, der Himmelsrichtung, dem Klima, der Farbe, dem Geschmack und Geruch sowie einem Yin-Organ (Zang), einem Yang-Organ (Fu), einem Sinnesorgan, einem Gewebe, einem Gefühl und einem Ausdruck wieder. Auch das Lebensalter eines Menschen und eine energetische Qualität können diesen Elementen zugeordnet werden (→ Tabelle Seite 18f.).

Auf die Weise, in der sich die Elemente zueinander verhalten, beschreiben die chinesischen Ärzte auch die Wechselwirkungen der einzelnen Körperorgane zueinander.

	HOLZ 木	FEUER 火
Eigenschaften	wachsend, verwurzelt, beweglich	trocken, heiß aufsteigend, bewegend
Jahreszeit	Frühjahr	Sommer
Tageszeit	Vormittag	Mittag
Himmelsrichtung	Osten	Süden
äußere Faktoren	Wind	Hitze
Farbe	blau oder grün	rot
Geschmack	sauer	bitter
Geruch	beißend	verbrannt
Zang-Organ	Leber	Herz
Fu-Organ	Gallenblase	Dünndarm
Sinnesorgan	Augen	Zunge
Körperteil	Sehnen	Blutgefäße
Emotion	Ärger	Freude
Laut	Schrei	Lachen
Lebensalter	Kind	Heranwachsender
Charaktereigenschaft	schöpferisch	impulsiv
spirituelle Bedeutung	Selbstverwirklichung	Klarheit

	ERDE 土	METALL 金	WASSER 水
	produktiv, wachsend, fruchtbar	schneidend, hart, leitend	nass, kühl, absteigend, fließend, nachgiebig
	Spätsommer	Herbst	Winter
	Nachmittag	Spätnachmittag	Abend
	Mitte	Westen	Nord
	Feuchtigkeit	Trockenheit	Kälte
	gelb-orange	weiß	blau oder schwarz
	süß	scharf	salzig
	duftend	ranzig	faulig
	Milz	Lunge	Nieren
	Magen	Dickdarm	Blase
	Mund	Nase	Ohren
	Muskeln	Haut	Knochen
	Schwermut	Kummer	Angst
	Singen	Weinen	Stöhnen
	Erwachsener	reifer Erwachsener	älterer Mensch
	standhaft	gewissenhaft	tiefgehend
	Mitgefühl	Pflichtgefühl	Weisheit

Der Sheng-Zyklus

Dieser Kreislauf der gegenseitigen Erzeugung zeigt, wie sich die Elemente gegenseitig hervorbringen beziehungsweise unterstützen. Den fünf Phasen des Jahres werden die verschiedensten körperlichen, geistigen und emotionalen Funktionen zugeordnet. In der Traditionellen Chinesischen Medizin nennt man sie die fünf Wandlungsphasen: Holz, Feuer, Erde, Metall und Wasser. Für die Jahreszeiten bedeutet dies: Der Frühling (Holz) geht über in den Sommer (Feuer), dieser in den Altweibersommer (Erde), jener in den Herbst (Metall) und Letzterer in den Winter (Wasser). Die Erde verbindet jede Phase mit der anderen. Oder: Das Wasser nährt das Holz und lässt eine Pflanze entstehen (Holz). Dieses kann verbrannt werden (Feuer). Aus der Asche entsteht dann Erde, und die Erde erzeugt Metalle, die wiederum Wasser sammeln. Auf der körperlichen Ebene sind die Organe entsprechend verbunden: Milz und Magen (Erde) unterstützen Lunge und Dickdarm (Metall). Diese unterstützen wiederum Nieren und Blase (Wasser), jene die Leber und die Gallenblase (Holz) und diese Herz und Dünndarm (Feuer).

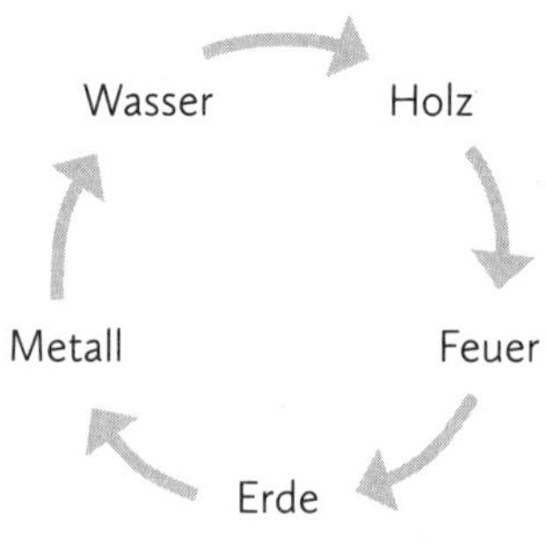

Der Ke-Zyklus

Doch die Elemente erzeugen und unterstützen sich nicht nur gegenseitig. Sie kontrollieren einander auch. Das ist wichtig, sonst würden sich die Elemente im Sheng-Zyklus nur aufschaukeln. So kontrolliert beispielsweise das Feuer das Metall, da es dieses schmelzen kann. Metall wiederum kontrolliert Holz, da es dieses schneiden kann. Holz kontrolliert die Erde, da es sie formen kann, und Erde das Wasser, da sie Überschüssiges aufsaugen kann. Überträgt man die Kraft der Elemente auf alle Wirkbereiche, auf die Familie, die Entwicklung einer speziellen Persönlichkeit und auch wieder auf den organischen Bereich, so landen wir immer wieder bei der Idee der Harmonie. Denn Disharmonien innerhalb des Sheng- oder Ke-Zyklus lassen Krankheit entstehen. Die schädigenden Einflüsse werden so zu stark, und der Körper wird schwach: Eine schwache Lunge (Metall) kann beispielsweise die Leber (Holz) nicht mehr kontrollieren. Das kann zu Bluthochdruck und Kopfschmerzen führen. Oder eine zu starke Leberenergie (Holz) kann Magen und Milz (Erde) schwächen. So kommt es zu Verdauungsstörungen oder Blähungen. Ein chinesischer Arzt wird Symptome immer nach den hier beschriebenen Ursachen behandeln.

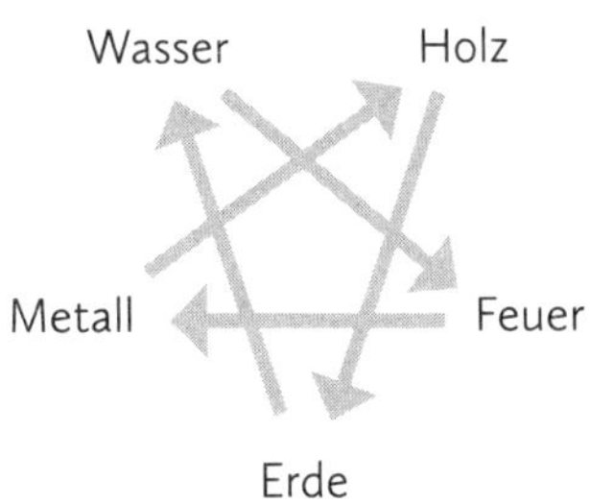

Die Grundelemente

In der westlichen Betrachtungsweise ist die Grundlage der Medizin die Physiologie des Körpers, also unser Bauplan von den kleinsten Zellen über Muskeln und Haut bis hin zum Skelett. Im chinesischen Modell hingegen wird der Körper als Energiesystem betrachtet. Verschiedene Substanzen wirken hier zusammen. Dabei handelt es sich um materielle, aber auch um immaterielle Bestandteile: Qi, Jing, Blut, Lymphe (Körpersäfte) und Shen.

气 **Qi** lässt sich am ehesten mit einer alles erfüllenden Lebensenergie gleichsetzen. Alles im Universum besteht aus Qi. Trotzdem ist es keine reine Energie und auch keine reine Grundsubstanz. Es gibt verschiedene Arten des Qi: Das Ursprungs-Qi (Yuan-Qi) erhalten wir bereits vor der Geburt, schon bei der Zeugung durch unsere Eltern. Hierbei handelt es sich um unsere angeborene Energie, die als Essenz in den Nieren gespeichert wird. Es wird ergänzt durch das nachgeburtliche, normale Qi, ohne das ein Baby nicht überleben könnte. Quelle für das normale Qi sind Nahrung und Atemluft. Aus der Muttermilch bezieht das Kind Gu-Qi, aus der Luft Kong-Qi. Beide vermischen sich zum Atmungs-Qi (Zong-Qio). Dieses »Meer des Qi« wird schließlich zu dem Qi, das durch die unsichtbaren Leitbahnen des Körpers (Meridiane) fließt. Es heißt Zheng-Qi. Dieses nährt alle Körpergewebe, ist die Grundlage für ein funktionierendes Immunsystem (Abwehr-Qi) und schützt vor Disharmonien.

Qi ist Quelle jeder körperlichen Aktivität, es hält die Körpertemperatur aufrecht, es schützt den Körper, es wandelt

Nahrung und Luft in lebenswichtige Stoffe um und es bewahrt die Körpersubstanzen.

Ihr Qi können Sie durch einen ausgewogenen Lebensstil, einen strukturierten Tagesablauf mit regelmäßigen Mahlzeiten (→ Seite 87ff.) sowie regelmäßigen Einschlaf- und Aufwachzeiten stabilisieren. Meditation, Qi Gong und Tai Chi Quan unterstützen den harmonischen Fluss des Qi. Nicht umsonst finden wir den Begriff des Qi auch in den meditativen Bewegungsübungen wieder (→ Seite 71ff.).

精 **Jing** ist die Essenz. Während Qi für alle täglichen Aktivitäten im Körper zuständig ist, so ist das Jing verantwortlich für die langsameren Prozesse im Körper. Jing ist als eine Art nährende oder geistige Energie zu verstehen. Jing ist in jedem Körper von Geburt an nur in einer begrenzten Menge vorhanden und bestimmt die Grundeigenschaften eines Menschen. Auch dieses vorgeburtliche Jing (Xian Tian Zhi Jing) wird durch das nachgeburtliche Jing (Hou Tian Zhi Jing) genährt. Es besteht aus den Nahrungsmitteln und Getränken, die wir zu uns nehmen. Das Jing begleitet uns über alle langfristigen Veränderungen hinweg von der Geburt bis in den Tod.

Das Jing regelt Wachstum und Entwicklung eines Menschen, es regt das Nieren-Qi an, baut Rückenmark und damit auch Gehirnsubstanz auf und bestimmt die Widerstandsfähigkeit eines Menschen.

血 **Xue** ist das Blut. In der chinesischen Medizin ist es nicht nur eine Substanz des Körpers, sondern ist auch eng mit Qi verbunden. Blut entsteht immer aus der Umwandlung von Nahrung mithilfe von Milz, Magen, Lunge, Herz und Nieren.

Xue nährt und befeuchtet den Körper. Zudem unterstützt es den Geist (Shen). Der Zusammenhang zwischen Qi und

Blut lässt sich folgendermaßen beschreiben: Qi stellt Blut her, bewegt es durch den Körper und hält es in den Blutgefäßen. Das Blut wiederum nährt das Qi.

津液 **Jiin-Ye** sind die Körpersäfte oder die Lymphe. Ihr Begriff umfasst alle anderen Flüssigkeiten im Körper, die seiner Befeuchtung dienen. Alle Körpersäfte entstehen durch die Nahrungsaufnahme und die Umwandlung der Nährstoffe in Milz und Magen. Daraus entstehen reine Flüssigkeiten, die in die Lunge geschickt und von hier aus weiterverteilt werden. Und es bilden sich unreine Flüssigkeiten, die zum Dünndarm und von hier aus in Blase und Dickdarm geleitet werden. Jiin-Ye befeuchten den Körper und wirken so auf Muskeln, Haut und Haare, Gelenke und Gehirn – aber auch auf Schweiß, Tränen und Speichel.

Für die Herstellung und Regulation der Körpersäfte ist Qi essenziell. Umgekehrt ist die Qualität der Körpersäfte entscheidend für ein gesundes Qi. Blut und Körpersäfte nähren sich gegenseitig.

神 **Shen** ist der reine Geist oder die Seele eines Menschen, wobei der Begriff Geist es am ehesten trifft. Denn für die Seele kennt die chinesische Heillehre verschiedene Erscheinungsformen. Betrachtet man Jing als die dichteste Grundsubstanz des Körpers, so ist Shen die feinstofflichste. Gemeinsam mit Jing und Qi bildet Shen die lebenswichtigen Bestandteile des Lebens, die »drei Schätze«.

Shen lässt sich durch Meditation stärken und wieder in Balance bringen. Es hält so den Geist klar und wach.

Das Meridiansystem

Über die unsichtbaren Leitbahnen des Körpers (Meridiane) werden die Grundsubstanzen verteilt. Aus diesem Grund kann man sich die Meridiane durchaus ein wenig wie unser Gefäßsystem vorstellen. Betrachtet man Karten mit diesen Leitbahnen, so drängt sich dieser Vergleich auf. Allerdings sind Meridiane weniger als Struktur oder als ein Kanalsystem zu begreifen, sondern eher wie ein Auftreten des Flusses in unterschiedlichen Dichten. So gibt es Bereiche mit hoher Qi-Dichte und solche mit eher schwacher Qi-Konzentration. Der Energiefluss ist dabei ständig in Bewegung. Wird er blockiert oder gestaut bzw. fließt die Lebensenergie zu stark oder zu schwach, kommt es zu Disharmonien, und diese wiederum äußern sich in Krankheiten.

Gemeinsam mit den inneren Organen und der Körperoberfläche bildet das sogenannte Meridiansystem eine Einheit. Dabei liegen Meridiane nicht an der Körperoberfläche, sondern bilden vielmehr ein unsichtbares Netz. Im Chinesischen heißt das Meridiansystem Jing Luo, aus »Jing«: »Wege im Körper« und »Luo«: »Netz«. Die Meridiane verbinden das Körperinnere mit der Körperoberfläche und gewährleisten eine fortlaufende Zirkulation der Grundsubstanzen. Auf jedem Meridian liegen ganz spezifische Akupunkturpunkte, sogenannte Zugangspunkte, Höhlen oder Energiewirbel. Sie ziehen Qi wieder in den Energiefluss des Körpers hinein oder leiten ihn aus.

Ein erfahrener TCM-Arzt beherrscht die Kunst des Akupunktierens. Dabei wendet er feine Nadeln an, die er leicht in bestimmte Akupunkturpunkte einsticht und dort für eine gewisse Zeit, während der Patient ruht, belässt.

Aber auch ein einfacher Druck auf die Akupunkturpunkte kann den Energiefluss verändern. Auf diesem Prinzip beruht die einfachere Akupressur- oder Heilmassagebehandlung, die Sie auch selbst anwenden können. In Kapitel 6 (ab Seite 105) finden Sie zu verschiedenen Alltagsbeschwerden auch Empfehlungen für eine Akupressur-Behandlung.

Das Meridiansystem besteht aus zwölf Hauptleitbahnen. Sie sind fünf Yin-Organen, sechs Yang-Organen (siehe Kasten) sowie dem Herzbeutel zugeordnet. Je drei Yin- und je drei Yang-Organe sind dabei mit einem Arm und mit einem Bein verbunden. Die Anfangs- und Endpunkte befinden sich jeweils in den Händen und Füßen. Jedes Yin-Organ tritt paarig mit einem Yang-Organ auf. Deshalb kann es auch passieren, dass eine Disharmonie in einem bestimmten Organ über die Meridiane zu einem anderen Organ »wandern« kann. So kann zum Beispiel eine Stauung in der Magenleitbahn

Yin- und Yang-Organe

Qi und Blut strömen zu bestimmten Tageszeiten besonders stark in jeder Leitbahn. Diese Information ist für eine Diagnose und auch für die anschließende Behandlung durch einen Arzt wichtig.

Yin-Organe: Lunge (3 bis 5 Uhr), Herz (11 bis 13 Uhr), Kreislauf/Sexus (19 bis 21 Uhr), Leber (1 bis 3 Uhr), Nieren (17 bis 19 Uhr), Milz (9 bis 11 Uhr)

Yang-Organe: Dickdarm (5 bis 7 Uhr), Dünndarm (13 bis 15 Uhr), Dreifacher Erwärmer (21 bis 23 Uhr), Gallenblase (23 bis 1 Uhr), Blase (15 bis 17 Uhr), Magen (7 bis 9 Uhr)

Schmerzen in den oberen Zähnen auslösen, da die Leitbahn durch den oberen Gaumen führt. Zu einer Störung oder Disharmonie kann es durch Verletzungen oder Operationen kommen, aber auch durch seelische Belastungen.

Neben den Hauptleitbahnen gibt es noch acht Sonderleitbahnen. Nur auf zwei von ihnen liegen Akupunkturpunkte. Sie sind nicht direkt mit den Organen verbunden.

Alle Meridiane können neben den bereits beschriebenen Behandlungsmethoden auch durch Wärme (Moxibustion oder Bäder) sowie gymnastische und meditative Übungen beeinflusst werden. Innerlich können Menschen durch Ernährung, Heilkräuter, heilende Lebensmittel und Tees auf den Qi-Fluss einwirken. Krankheiten können so schneller heilen, Schmerzen gelindert werden.

Das Zang-Fu-System

In der chinesischen Medizin dient die Bezeichnung Zang Fu als Sammelbegriff für alle Yin- und Yang-Organsysteme. Darunter werden die festen Speicherorgane (Yin-Organe: Lunge, Leber, Milz, Herz, Perikard, Nieren), die hohlen Fu-Organe (Yang-Organe: Gallenblase, Blase, Magen, Dünndarm, Dickdarm und Dreifacher Erwärmer) und die besonderen Fu-Organe (Perikard/Herzbeutel und Sanjiao/Dreifacher Erwärmer) zusammengefasst. Jedem Zang-Organ ist dabei ein Fu-Organ zugeteilt. Jedes Organ öffnet sich über ein Sinnesorgan. Sie gehören zusammen mit den Wandlungsphasen zum Entsprechungssystem der Fünf Elemente (→ Seite 17ff.).

Zang ist mit der Herstellung, Speicherung und Regulierung aller Grundsubstanzen befasst. Fu hat die Aufgabe, den Prozess der Veränderung und Bewegung aufrechtzuerhalten.

- Die **Lunge** regiert das Qi und den Atem. Sie ist verantwortlich für den Austausch zwischen Außen und Innen. Die Lunge öffnet sich über die Nase. Das zugehörige Gefühl ist die Trauer.
- Das **Herz** ist verantwortlich für die Durchblutung und Lebensfreude. Es öffnet sich über die Zunge. Der Herzbeutel, der nicht als Zang-, aber als Yin-Organ betrachtet wird, dient dem Schutz des Herzens.
- Die **Milz** dient der Energieaufnahme und der Verdauung. Sie öffnet sich über den Mund und die Lippen. Die Milz beherbergt die Gedanken und die Sorge.
- Die **Leber** dient der Speicherung des Blutes und ist das Symbol für Harmonie. Sie öffnet sich über die Augen. Zorn beeinflusst die Leber-Funktionen.
- Die **Nieren** dienen der Fortpflanzung und der Aufbewahrung. Sie stehen in Beziehung zu den Ohren. Angst beeinflusst diese Organe.
- Der **Dreifache Erwärmer** bringt alle Organ-Funktionen zusammen und sorgt dafür, dass sie harmonisch miteinander arbeiten.

Wie Krankheiten entstehen

Aus der Sicht eines chinesischen Arztes entsteht eine Krankheit immer aus inneren Ursachen, äußeren Ursachen und einigen anderen Aspekten. Auf der Grundlage der Fünf-Elemente-Lehre werden hierbei die Organe mit bestimmten Gefühlen zusammengebracht. Sie sind jedes für sich weder gut noch schlecht. Wichtig ist allein ihre Balance. Jedes Gefühl ist immer Ausdruck des Herzens, dem »Herrn der inneren Organe und der Gemütslagen«. Emotionen wirken somit nicht nur auf die Organe, sondern immer auch auf das Herz.

喜 **Freude (Xi)** entspricht einem Zustand der Erregtheit, weniger dem Zustand passiven Glücks. Davon ist das Herz am meisten betroffen. Übermäßige Freude wühlt auf, führt zu innerer Unruhe, zu Stimmungsschwankungen und Schlaflosigkeit. Auch Herz und Kreislauf können von zu viel Hektik und Aufregung Schaden nehmen.

怒 **Wut/Zorn (Nu)** umfasst mehrere Emotionen von Reizbarkeit über Groll, Unbeherrschtheit und Bitterkeit bis hin zu Frustrationsgefühlen. Im Positiven bedeutet Wut in der chinesischen Medizin auch Mut und Entschlossenheit. Bei zu viel Wut steigt die Leberenergie auf. Dies kann zu Kopfschmerzen und Ohrgeräuschen führen.

悲 **Traurigkeit/Kummer (Bei):** Traurigkeit, Erschöpfung, depressive Verstimmungen und Verzweiflung schwächen die Lungenenergie, was zu häufigeren Atemwegsbeschwerden führen kann.

思 **Sorge/Schwermut (Si):** Lang anhaltende Erschöpfung wegen langwieriger intellektueller Tätigkeiten schwächen Milz und Magen. Das kann zu Verdauungsstörungen und Depressionen führen.

恐 **Angst/Furcht (Kong):** Unsicherheit, Furcht und Verspannungen schwächen die Nierenenergie und dadurch auch das Herz. Die Folge sind Angst- und Panikattacken. Körper und Immunsystem werden geschwächt. Es kann zu Nieren- und Blasenbeschwerden sowie zu sexuellen Störungen kommen.

Zu Disharmonien führen auch sechs äußere Faktoren, die durch das Klima entstehen. Die »sechs bösartigen Einflüsse« sind: Wind, Hitze, Kälte, Trockenheit, Feuchtigkeit, Sommerhitze.

风 **Wind (Feng):** Dieser Yang-Einfluss durchdringt die Hülle des Körpers. Er entspricht der Leber und dem Frühling. Wind verursacht Bewegung, plötzliche Veränderungen sowie Erschütterungen und Schwankungen. Er tritt häufig zusammen mit Kälte auf. Windsymptome sind: Erkältungen, Fieber, Schweißausbrüche, Ohrensausen, Krämpfe, Überempfindlichkeit gegenüber Zugluft sowie Verschlechterungen bestehender Beschwerden.

寒 **Kälte (Han):** Das Yin-Phänomen gehört zum Funktionskreis von Niere und Blase sowie zum Winter. Kälte behindert Bewegung und Wärme im Körper. Sie zieht den Körper zusammen und führt zur Erstarrung. Kälte blockiert den Fluss von Qi und führt zu Frösteln, schmerzenden Gliedmaßen, leichtem Fieber, Nierenschmerzen und zu einem großen Schlafbedürfnis.

湿 **Feuchtigkeit (Shi):** Das krank machende Yin gehört zum Organsystem von Milz und Magen sowie zum Spätsommer. Feuchtigkeit ist nass, schwer und träge sowie schleichend. Feuchtigkeitssymptome sind: Übelkeit, Blähungen, Gelenkschmerzen, Wasseransammlungen und Müdigkeit.

热 **Hitze (Re) und** 火 **Feuer (Huo):** Das krank machende Yang wird dem Organsystem von Herz und Dünndarm zugerechnet sowie dem Sommer. Typisch für Hitzesymptome sind Fieber, Kopfschmerzen, Hautausschläge, Bluthochdruck und Schlafstörungen.

燥 **Trockenheit und Sommerhitze (Zao):** Diese beiden Außenfaktoren sind Yang-Phänomene. Sie gehören zum Organsystem von Lunge und Dickdarm genau wie der Herbst. Trockenheitssymptome sind Kreislaufstörungen, Asthma, trockene Haut, Verstopfung und Brustschmerzen.

Neben den inneren und äußeren Ursachen kennt die chinesische Medizin auch noch weitere Faktoren, die das Wohlbefinden beeinflussen. Sie betreffen konstitutionelle Faktoren (vorgeburtliches Qi, → Seite 22), die Ausdauer, Ernährungs- und Schlafgewohnheiten, sexuelle Aktivität, geistige, körperliche und seelische Überanstrengung, Verletzungen oder Parasiten.

Traditionelle chinesische Diagnoseverfahren

Ein chinesischer Arzt wird alle bisher genannten Faktoren für eine Diagnose heranziehen. Anschließend wird er folgende Untersuchungen durchführen, die alle ohne Apparate stattfinden:

- Ausführliche Anamnese und Befragung des Patienten
- Betrachtung des Patienten (Hautfarbe, Aussehen der Zunge, Körperbau-Haltung)
- Tastuntersuchung
- Riechen und Hören (Atemluft, Schweiß, Stimme)

Zungen- und Pulsdiagnose

In der chinesischen Medizin leistet die Zunge einen wichtigen Dienst bei der Diagnosestellung. Das Aussehen der Zunge erlaubt immer Rückschlüsse auf die Organe. Jedes Zungenareal steht hierbei für einen Körperteil. Auch der Belag wird vom chinesischen Arzt geprüft. Neben der Zungendiagnose kann ein erfahrener TCM-Arzt anhand des Pulses die meisten Krankheiten erkennen. Es gibt 28 verschiedene Pulsqualitäten. Sie werden an drei unterschiedlichen Stellen an jedem Handgelenk abgetastet.

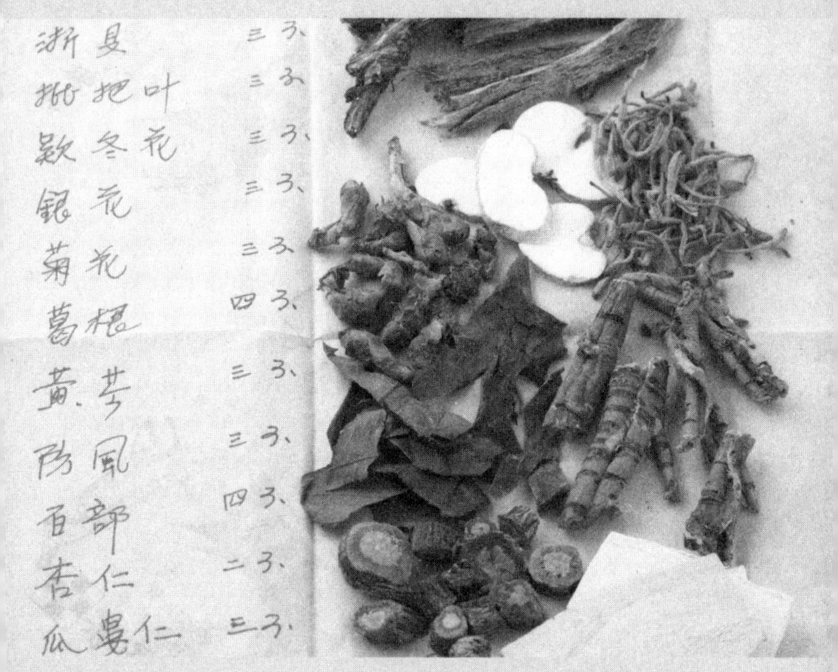

Kapitel 2

Traditionelle chinesische Heilmittel

Neben der Akupunktur stellen die Heilkräuter einen der wichtigsten Pfeiler in der Traditionellen Chinesischen Medizin dar. Heilpflanzen, Mineralien und Arzneien tierischen Ursprungs wurden in China seit langer Zeit benutzt. Schamanen sollen schon um 2000 v. Chr. Heilkräutermittel bei der Behandlung von Kranken verwendet haben. Im Laufe der Jahrhunderte wurden diese Naturarzneien verfeinert und weiterentwickelt. Etwa um 659 n. Chr. entstand dann eine Arzneimittellehre, die die Heilkräuter, ihre Eigenschaften und Wirkungen beschreibt.

Jedes Kraut, jede Arznei und jedes Lebensmittel hat dabei eine besondere Wirkung. Ein chinesisches Kräuterrezept ist immer eine äußerst reichhaltige Arznei, und es braucht viel Erfahrung, um Zutaten und Dosierung richtig zu mischen, damit die Symptome einer Disharmonie behandelt werden können. Für die chinesischen Heilkräuterrezepturen werden Pflanzen, tierische Zutaten und Mineralien verwendet.

Pflanzen

In seinem Buch »Ben Jing« beschrieb der Herrscher Shen Nong um 2000 v. Chr. etwa 300 medizinische Pflanzen mit ihren Einsatzmöglichkeiten. Die chinesische Bezeichnung für Heilkräuterkunde heißt »Ben Cao«: »Ben« bedeutet »Pflanze mit hartem Stiel«, »Cao« eine »grasartige Pflanze«. Früher wurden die Pflanzen nur einzeln verwendet, erst um 450 bis 220 v. Chr. kamen Kräutermischungen in Gebrauch. Seit dieser Zeit werden Kräuter immer kombiniert.

Chinesische Heilkräuter

Chinesische Heilkräuter werden nach folgenden Gesichtspunkten unterteilt:

Die vier Energien – Die vier energetischen Eigenschaften von Kräutern und ihre Wirkung hängen von der Temperatur ab, die sie erzeugen. Kalte und kühle Heilkräuter lindern Feuer, warme und heiße Kräuter gleichen Kälte aus.

Die fünf Geschmacksrichtungen – Scharfe/beißende Kräuter verteilen und fördern den Qi-Fluss und beleben das Blut. Süße Kräuter stärken Qi und nähren das Blut. Säuerlich schmeckende Kräuter absorbieren Stoffe und kontrollieren die Zang-Fu-Organe. Bittere Kräuter senken ein Übermaß an Qi. Salzige Kräuter wirken abschwellend.

Eindringen in die Meridiane – Heilmittel können in die Meridiane eindringen und so den Qi-Fluss anregen oder dämpfen.

Tierische Bestandteile

Seit etwa 100 v. Chr. werden auch tierische Bestandteile in Kräuterheilmitteln verwendet. In der chinesischen Medizin hat die Bedeutung der Ernährung einen hohen Stellenwert (→ Seite 87ff.). Eine ausgewogene Ernährung, zu der auch

Zutaten tierischen Ursprungs wie Fleisch oder Fisch gehören, trägt zur Erhaltung der Gesundheit bei, eine gezielte Diät, wie beispielsweise die Fünf-Elemente-Ernährung stellt sie wieder her. Doch auch Magie und Symbolismus spielen eine große Rolle bei der Verwendung von tierischen Bestandteilen. In früherer Zeit waren chinesische Heiler davon überzeugt, dass die Haupteigenschaften eines Tiers auf den Patienten übergehen.

Mineralien

Auch in der westlichen Ernährungswissenschaft und Medizin ist die Bedeutung von Mineralien und Spurenelementen wie Eisen, Zink oder Kupfer allgemein anerkannt. In unserer täglichen Ernährung brauchen wir geringe Dosen von lebenswichtigen Mineralien, zum Beispiel:

- Eisen durch Fleisch, Haferflocken und Sirup
- Jod durch Meeresfrüchte und Algen
- Kalium durch Milch, Kartoffeln, Obst und Gemüse
- Kalzium durch Milchprodukte und grünes Gemüse
- Magnesium durch Gemüse
- Natrium durch Kochsalz
- Zink durch Hülsenfrüchte, Fleisch, Vollkorn, einige Nussarten

Der Erfolg einiger pflanzlicher und tierischer Heilmittel-Bestandteile ist teilweise ihrem Mineralstoffgehalt zuzuschreiben. Die chinesische Medizin verwendet auch einige Mineralien als eigenständige Heilmittel. Dazu gehören beispielsweise bestimmte Salze, aber auch Edelsteine und Halbedelsteine. Diese Arzneien können nur von einem erfahrenen TCM-Arzt verordnet werden.

Chinesische Heilmittel von A bis Z

Im Folgenden finden Sie eine Aufstellung wichtiger Heilkräuter und Nahrungsmittel, die auch zur Selbstbehandlung von Alltagsbeschwerden (→ Seite 105ff.) geeignet sind.

Aloe vera *(Aloe barbadensis)*

Vorkommen: Die Aloe gedeiht in sandig-lehmigen Böden. Aloe vera ist in allen tropischen und mediterranen Regionen beheimatet. Die Blätter dieser Wüstenlilie werden zur Herstellung von Arzneien verwendet.
Heilkunde: fiebersenkend, kühlend, reinigend, entwässernd, abführend und Gallensaft anregend
Geschmack: bitter
Energie: kalt
Element: Wasser
Qualität: Yin
Darreichungsformen: Tee (innerlich), Pulver (äußerlich), Tabletten (innerlich), Gel (äußerlich)
Anwendung: Sonnenbrand, leichte Verbrennungen, Verstopfung

Einschränkung: Aloe vera sollte nicht während einer Schwangerschaft eingenommen werden. Auch während der Stillzeit sollte die Anwendung sorgfältig abgewägt werden und nur nach Rücksprache mit dem Arzt erfolgen.

Ananas *(Ananas comosus [l.] Merr.)*

Vorkommen: Die Ananas ist in Asien, Afrika sowie in Mittel- und Südamerika heimisch.
Heilkunde: entwässernd, entzündungshemmend, verdauungsfördernd
Geschmack: süß
Energie: neutral
Element: Erde
Qualität: Yin und Yang
Darreichungsformen: Saft (innerlich), Pulver (innerlich/äußerlich), frische Frucht (innerlich/äußerlich)
Anwendung: Schlaflosigkeit, Sonnenstich, Appetitlosigkeit, Übergewicht

Angelikawurzel *(Radix angelicae dahuricae)*

Vorkommen: Engelwurz gedeiht in Nordeuropa und Nordasien an Flussufern und Wiesen. Verwendet wird der getrocknete Wurzelstock.
Heilkunde: krampflösend, wärmend, desinfizierend, abführend und Gallensaft anregend
Geschmack: scharf
Energie: warm
Element: Erde
Qualität: Yang
Darreichungsformen: Öl, Pulver, Wein

Anwendung: Erkältungskrankheiten, Kreislaufbeschwerden, Nasennebenhöhlenentzündung, Zahnschmerzen

Banane (*Musa paradisiaca*)

Vorkommen: Die Banane gedeiht in Südchina, Lateinamerika und Afrika sowie in Südeuropa.
Heilkunde: fiebersenkend, entgiftend, stärkt Qi und Blut, stärkt Yin
Geschmack: süß
Energie: kalt
Element: Erde
Qualität: Yin
Darreichungsformen: Frucht ohne Schale (innerlich), Saft (innerlich), getrocknete und abgekochte Schale (äußerlich)
Anwendung: Magenschmerzen, Durchfall, Hautjucken und Insektenstiche

Bohne, grüne (*Phaseolus vulgaris l.*)

Vorkommen: Die Sau- oder Puffbohne wird in China und einigen Teilen Europas angebaut.
Heilkunde: stärkt Qi, Blut, Milz und Nieren
Geschmack: süß
Energie: neutral
Element: Erde
Qualität: Yin und Yang
Darreichungsformen: Saft (innerlich, Pflanze innerlich), Pulver (innerlich/äußerlich), getrocknete Frucht (innerlich)
Anwendung: Durchfall, Erbrechen
Gefahren: Samen und unreife Hülsen sind nur in gekochter Form genießbar, in rohem Zustand sind sie giftig.

Chrysantheme *(Chrysanthemum indicum)*

Vorkommen: Der Ursprungsort ist unklar. Die getrockneten Blüten der wild wachsenden Chrysantheme werden in China seit über 2000 Jahren als Heilmittel geschätzt und angewendet.
Heilkunde: entgiftend, fiebersenkend, wirksam auf Lunge und Leber
Geschmack: bitter bis süß
Energie: kühl
Element: Holz, Wasser
Qualität: Yin
Darreichungsformen: Abkochung (innerlich), Tee (innerlich), getrocknete Blüten (innerlich), Brei (äußerlich), frischer Saft (äußerlich)
Anwendung: Bluthochdruck, Sehschwäche, Fieber, Schlaflosigkeit, Kopfschmerzen, Schluckbeschwerden, Abszesse
Einschränkung: Es kann zu allergischen Reaktionen kommen.

Dattel *(Phoenix dactylifera)*

Vorkommen: Die Dattelpalme wächst in den Tropen und Subtropen. In der Arzneikunde werden die Früchte vor allem frisch oder getrocknet verwendet.
Heilkunde: stimmungsaufhellend, verdauungsanregend
Geschmack: süß
Energie: neutral, warm
Element: Feuer, Erde
Qualität: Yang
Darreichungsformen: frische und getrocknete Frucht (innerlich), Tee (innerlich), Pulver (innerlich)
Anwendung: Verstimmungen, Trauer, Erschöpfung und Schlaflosigkeit

Einschränkung: Im Übermaß genossen, können Datteln Durchfall verursachen.

Fenchel (*Foeniculum vulgare*)

Vorkommen: Fenchel ist im Mittelmeerraum heimisch. Heute wächst er in vielen Ländern der Erde. Seit Jahrhunderten verwendet man in China seinen Samen, die Blätter und Wurzeln der aromatischen Gewürzpflanze.
Heilkunde: stärkt das Qi, treibt Kälte aus, beruhigt Yin, wärmt die Nieren, harmonisiert den Magen.
Geschmack: scharf
Energie: warm
Element: Erde
Qualität: Yin und Yang
Darreichungsformen: Tee (innerlich), Abkochung (innerlich), Pulver (innerlich), Samen (innerlich/äußerlich), Öl (innerlich/äußerlich)
Anwendung: Blähungen, leichte Bauch- und Magenschmerzen, Brechreiz, Verdauungsstörungen, Kreuzschmerzen, Menstruationsbeschwerden

Geißblatt, japanisches (*Lonicera japonica var. chinensis*)

Vorkommen: Das japanische Geißblatt kommt aus Asien, gedeiht aber heute auch in vielen Teilen der USA.
Heilkunde: entzündungshemmend, entgiftend, fiebersenkend
Geschmack: süß und sauer
Energie: neutral
Element: Holz, Erde
Qualität: Yin und Yang

Darreichungsformen: Abkochung (innerlich/äußerlich), Pulver (äußerlich)
Anwendung: Fieber, Grippe, Mumps, Bindehautentzündung, geschwollene Gelenke, rheumatische Beschwerden

Ginseng *(Panax ginseng)*

Vorkommen: Der asiatische Ginseng ist in der Mandschurei, Nordkorea und im pazifischen Küstengebiet heimisch.
Heilkunde: anregend, stimmungsaufhellend, abwehrstärkend, entwässernd, stärkt Lunge und Milz
Geschmack: süß und leicht bitter
Energie: warm
Element: Erde
Qualität: Yang
Darreichungsformen: Tonikum (innerlich), Abkochung (innerlich), Pulver (innerlich), Pillen (innerlich)
Anwendung: Asthma, Übelkeit, Impotenz, Kopfschmerzen, Durchblutungsstörungen, Sehschwäche

Gurke *(Cucumis sativus)*

Vorkommen: Die Gurke stammt aus Asien, heute ist sie auf der ganzen Welt verbreitet. In der Heilkunde verwendet man die Früchte, aber auch die Wurzeln und unteren Blätter der Gurkenpflanze.
Heilkunde: abführend, harntreibend, entgiftend, stärkt Qi und Blut, kühlt Hitze, beruhigt Yang
Geschmack: leicht süß
Energie: kühl
Element: Erde
Qualität: Yin und Yang

Darreichungsformen: Abkochung (innerlich), Brei (äußerlich), Tabletten (innerlich)
Anwendung: Verbrennungen, Heiserkeit, Bluthochdruck, depressive Verstimmungen, Mandelentzündung

Ingwer *(Zingiber officinale)*

Vorkommen: Ingwer wird in tropischen Gegenden wie Indien, Nigeria und China angebaut. Als Heilmittel dienen frische oder auch getrocknete Wurzeln.
Heilkunde: stärkt Magen, Milz und Lunge. Er wirkt schleimlösend, verdauungsfördernd, treibt Kälte aus und ist schweißtreibend. Getrockneter Ingwer wärmt den Dreifachen Erwärmer.
Geschmack: scharf
Energie: warm (frisch), heiß (getrocknet)
Wirkrichtung: aufsteigend
Element: Metall
Qualität: Yang
Darreichungsformen: Presssaft (innerlich), Brei (innerlich/äußerlich), gekochte Pflanze (innerlich), Abkochung aus getrockneter Wurzel (innerlich)
Anwendung: Übelkeit, Erbrechen, Erkältungen, Durchfall, Blähungen, nervöser Magen, Appetitlosigkeit, rheumatische Beschwerden

Knoblauch *(Allium sativum)*

Vorkommen: Knoblauch ist in Europa und Zentralasien heimisch.
Heilkunde: antibiotisch, entgiftend, entzündungshemmend, antiparasitisch, cholesterinsenkend, stärkt Magen, Lunge und Milz, fördert den Fluss von trägem Qi, treibt Kälte aus

Geschmack: scharf
Energie: warm
Element: Metall
Qualität: Yang
Darreichungsformen: rohe und gekochte Zwiebel (innerlich), Brei (äußerlich), Pillen (innerlich)
Anwendung: Erkältungen, Karbunkel, Keuchhusten, Bauchschmerzen (durch Kälte verursacht), Bindehautentzündung, Ödeme, Insektenstiche, Durchfall

Koriander *(Coriandrum sativum)*

Vorkommen: Herkunftsorte sind der Mittlere Osten und Europa. In China benutzt man seit vielen Jahrhunderten die ganze Pflanze sowohl für Speisen als auch für Arzneimittel samt Wurzeln und Samen.
Heilkunde: stärkt Lunge und Milz, reguliert Qi, beruhigt Yin, schleimlösend, verdauungsfördernd
Geschmack: scharf
Energie: warm
Element: Metall
Qualität: Yin und Yang
Anwendung: Verdauungs- und Magenbeschwerden, Verstopfung, Zahnschmerzen
Darreichungsformen: Abkochung (innerlich/äußerlich), Pulver (innerlich)

Löwenzahn *(Gattung Taraxacum)*

Vorkommen: Der Löwenzahn ist in Europa heimisch.
Heilkunde: entzündungslindernd, entgiftend, vertreibt Hitze
Geschmack: süß und bitter

Energie: kühl
Element: Holz
Qualität: Yin
Darreichungsformen: Abkochung (innerlich), Brei (äußerlich), Pulver (innerlich), frischer Saft (innerlich)
Anwendung: chronische Gastritis, Infektionen der Harnwege sowie der oberen Atemwege, Dermatitis

Mungbohne (*Phaseolus radiatus syn., P. aureus, P. mungo*)

Vorkommen: Mungbohnen gibt es in China und anderen asiatischen Ländern. Sie zählen in China zu den wichtigsten Nahrungsmitteln. Medizinisch werden sowohl die ganze Bohne als auch die Samenschale verwendet.
Heilkunde: kühlend, beruhigt Yang, wirkt auf Magen und Herz
Geschmack: süß
Energie: kühl
Element: Erde
Qualität: Yin und Yang
Darreichungsformen: Abkochung (innerlich), Pulver (innerlich), Mehl (äußerlich)
Anwendung: Durchfall, Furunkel, Ödeme, Harndrang

Muskatnuss (*Myristica fragans*)

Vorkommen: Ursprünglich kommt die Muskatnuss aus Indonesien, heute wird sie in vielen tropischen Ländern, auf den Westindischen Inseln oder in China angebaut.
Heilkunde: stärkt Magen, Dickdarm und Milz, reguliert und stärkt Qi, treibt Kälte aus, verdauungsfördernd
Geschmack: scharf

Energie: warm
Element: Metall
Qualität: Yang
Darreichungsformen: getrocknete Samen (innerlich)
Anwendung: Sodbrennen, Verdauungsschwäche, Blähungen, Durchfall, Erbrechen

Papaya *(Carica papaya)*

Vorkommen: Die Papaya wächst in tropischen Ländern wie Indien, Hawaii, aber auch in China und den USA.
Heilkunde: trocknet die Feuchtigkeit, stärkt Qi und Blut
Geschmack: süß, leicht bitter
Energie: neutral
Element: Feuer und Erde
Qualität: Yin und Yang
Darreichungsformen: Abkochung (innerlich), rohe Frucht (innerlich)
Anwendung: Verdaungsstörungen, Magenschmerzen, Verstopfung, rheumatische Leiden

Pfefferminze *(Mentha X. piperita l.)*

Vorkommen: Die Pfefferminze ist im mitteleuropäischen Raum heimisch.
Heilkunde: unterstützt Yang, reguliert Qi, stärkt das Blut
Geschmack: scharf
Energie: kühl
Element: Feuer und Metall
Qualität: Yin und Yang
Darreichungsformen: Tee (innerlich), frische Blätter (innerlich/äußerlich), Pulver (innerlich), Pastillen (innerlich)

Anwendung: Kopfschmerzen, Heiserkeit, Fieber, Verdauungsschwäche, Zahnschmerzen

Rosmarin (*Rosmarinus officinalis*)

Vorkommen: Der Rosmarin stammt aus dem Mittelmeerraum.
Heilkunde: reguliert Qi, beruhigt Yin, stärkt den Magen, treibt Kälte aus, beruhigt den Geist
Geschmack: scharf
Energie: warm
Element: Metall
Qualität: Yin und Yang
Darreichungsformen: Öl (innerlich), getrocknete Nadeln (innerlich), Abkochung (innerlich)
Anwendung: Nervosität, Kopfschmerzen, schwache Menstruationsblutung

Safran (*Crocus sativus*)

Vorkommen: Der Safran ist im östlichen Mittelmeerraum heimisch.
Heilkunde: stärkt Herz und Leber, durchblutungsfördernd, schmerzlindernd, stärkt Qi und Blut
Geschmack: süß und scharf
Energie: neutral
Element: Holz und Erde
Qualität: Yin und Yang
Darreichungsformen: Tee (innerlich), Abkochung (innerlich), Wein (innerlich)
Anwendung: Menstruationsschmerzen, Bauchschmerzen, depressive Verstimmungen

Einschränkung: Während einer Schwangerschaft sollte der Verzehr von Safran vermieden werden.

Sesam, schwarz *(Sesamum indicum)*

Vorkommen: Die Pflanze ist in Südasien heimisch.
Heilkunde: stärkt Nieren und Leber, stärkt Qi und Blut, kühlt Hitze, beruhigt Yang, befeuchtet Trockenheit
Geschmack: süß
Energie: kühl
Element: Erde
Qualität: Yin und Yang
Darreichungsformen: Abkochung (innerlich/äußerlich), Pillen (innerlich), Pulver (innerlich/äußerlich), Brei (äußerlich)
Anwendung: rheumatische Arthritis, Schwindel, Zahnschmerzen, Verstopfung, Erschöpfung, Hämorrhoiden

Sojabohne *(Glycine max)*

Vorkommen: Die Sojabohne wächst in China, Brasilien und USA.
Heilkunde: stärkt Qi und Blut, beruhigt Yang, stärkt die Milz und den Dickdarm, wirkt entwässernd und bakteriell
Geschmack: süß
Energie: kühl
Element: Erde
Qualität: Yin und Yang
Darreichungsformen: Schale (innerlich), Abkochung (innerlich), Brei (äußerlich)
Anwendung: Halsschmerzen, trockener Husten, Verbrennungen, Verstopfung, rheumatische Arthritis, nachlassende Sehkraft, übermäßiges Schwitzen

Süßholz *(Glycyrrhiza uralensis, G. glabra, G. inflata, G. kansuensis)*

Vorkommen: Das Süßholz wird in Europa, dem Mittleren Osten und im weiteren Asien angebaut. Beim Süßholz handelt es sich um die getrockneten unterirdischen Wurzeln verschiedener Pflanzen dieser Gattung.
Heilkunde: cholesterinsenkend, fördert die Wundheilung, fiebersenkend, verringert die Magensekretion
Geschmack: süß
Energie: neutral
Element: Holz
Qualität: Yin und Yang
Darreichungsformen: Abkochung (innerlich/äußerlich), Pulver (innerlich), Pillen (innerlich)
Anwendung: leichte Vergiftungen, Allergien, Halsentzündung, Husten, Verstopfung, nervöser Magen

Walnuss *(Juglans regia)*

Vorkommen: Der Walnussbaum war in Westasien heimisch, heute wird er in vielen anderen Teilen der Welt angepflanzt. In der chinesischen Medizin verwendet man neben der Nuss auch die Schalen und andere Teile des Baumes.
Heilkunde: stärkt Qi und Blut, treibt Kälte aus, stärkt Lunge und Nieren, macht den Darm gleitfähiger, beruhigt Yin
Geschmack: süß
Energie: warm
Element: Erde
Qualität: Yang
Darreichungsformen: rohe Nuss (innerlich), Abkochung (innerlich/äußerlich), Öl (innerlich), Brei (innerlich/äußerlich)
Anwendung: Verstopfung, Übersäuerung, Husten

Wassermelone *(Citrullus lanatus, C. vulgaris)*

Vorkommen: Die Melone stammt aus Afrika, sie wird heute aber auf der ganzen Welt angebaut.
Heilkunde: stärkt Qi und Blut, kühlt Hitze, beeinflusst Magen, Herz und Blase, harntreibend, fiebersenkend
Geschmack: süß
Energie: kalt
Element: Erde
Qualität: Yin und Yang
Darreichungsformen: Fruchtfleisch (innerlich), Saft (innerlich/äußerlich), Asche (äußerlich)
Anwendung: Verstopfung, Hals- und Nierenentzündung, Erkrankungen der Harnwege, leichte bis schwere Verbrennungen

Weißdorn *(Crataegus monogyna Jacq.)*

Vorkommen: Der Weißdorn gedeiht in ganz Mitteleuropa.
Heilkunde: verdauungsfördernd, durchblutungsanregend
Geschmack: süß und sauer
Energie: mild
Element: Holz
Qualität: Yin und Yang
Darreichungsformen: Tee (innerlich), Dragees (innerlich)
Anwendung: Magenbeschwerden, Herzprobleme

Chinesische Kräutertees

Pu-Erh-Tee

Der »Rote Tee« ist der älteste der Menschheitsgeschichte. Er wird aus den fleischigen Blättern eines nur in Südwestchina wachsenden Baums der Art Camellia sinensis gewonnen.

Pu-Erh-Tee gleicht Yin und Yang aus und beeinflusst den Stoffwechsel sowie ernährungsbedingte Erkrankungen günstig. Er entgiftet, entschlackt, regt die Verdauung an und wirkt stärkend auf das Immunsystem.

Zubereitung: Sie können einen knappen halben Teelöffel der losen Teeblätter bis zu viermal mit nicht mehr kochendem Wasser (85 °C) in einer Tasse aufgießen. Die Ziehzeit beträgt 20 Sekunden beim ersten Aufguss, 30 Sekunden beim zweiten, eine Minute beim dritten und eineinhalb Minuten beim vierten. Für eine optimale Wirksamkeit sollten Sie drei bis fünf Tassen über den Tag verteilt trinken.

Grüner Tee

Dieser wird wie Pu-Erh-Tee aus den Blättern des Teestrauchs Camellia sinensis gewonnen. Er wird nur getrocknet und nicht fermentiert, geröstet oder parfümiert. Der beste grüne Tee ist der »Pagoden-Tee« aus Yunnan.

Grüner Tee ist reich an Vitamin C und enthält wertvolle Mineralien wie Kalzium, Fluor und Zink. Außerdem ist grüner Tee reich an Enzymen, die die Risikofaktoren für Arteriosklerose und Herzinfarkt herabsetzen. Bei regelmäßigem Genuss verbessern sich Blutdruck-, Blutfett-, Cholesterin- und Blutzuckerwerte.

Zubereitung: Bringen Sie Wasser zum Kochen und lassen Sie es auf 85 °C abkühlen. Für den Aufguss genügen ein bis eineinhalb Gramm Teeblätter pro Tasse: je kürzer der Aufguss, desto anregender seine Wirkung – je länger, desto beruhigender.

Dong-Ling-Tee

Er wird aus der seltenen Pflanze »Dong Ling Cao« gewonnen, die in der chinesischen Zentralprovinz Henan beheimatet ist. Das Teeprodukt ist unter der Bezeichnung »Bing Ling Tea«, »Winter-Iced-Tea« oder »Chinesischer Zauber-Tee« im Westen erhältlich.

Dong-Ling-Tee wirkt immunstärkend, antientzündlich, vorbeugend gegen Krebs, fördert die Verdauung und verlangsamt den Alterungsprozess.

Zubereitung: Gießen Sie den Tee niemals mit kochendem Wasser auf, sondern lassen Sie das Wasser auf 80 bis 85 °C abkühlen. Ein Teebeutel kann bis zu viermal aufgegossen werden.

Tienchi-Danshen-Tee

Hier ergänzen sich die besten Ginseng-Gewächse zu einer einmaligen Kombination: Notoginseng und roter Ginseng.

Notoginseng enthält viele Vitamine und Spurenelemente. Von besonderer Bedeutung sind bioaktive Pflanzenstoffe (Saponine und Glykoside). Sie wirken lebensverlängernd, fördern die Durchblutung des Gehirns und des Verdauungstraktes. Roter Ginseng genießt in der Traditionellen Chinesischen Medizin seit gut zwei Jahrtausenden eine große Wertschätzung, mehr noch als der Notoginseng. Die Kombination von beiden gilt in China als ein Zaubermittel für ein langes und gesundes

Leben. Der Tee ist wirksam bei Angina Pectoris, Bluthochdruck und geschwächtem Immunsystem.

Zubereitung: Der Beutelinhalt ist ausreichend für drei Tassen pro Tag. Ein Drittel des Inhalts mit heißem oder kaltem Wasser übergießen; das Granulat löst sich bei jeder Wassertemperatur auf. Den Tee morgens auf nüchternen Magen, mittags vor dem Essen und nachmittags gegen 15 Uhr trinken.

Acht-Schätze-Tee

Dieser Tee ist, wie viele der anderen chinesischen Heiltees, ein Naturprodukt aus Yunnan, dem Kräutergarten Chinas. Er gleicht Yin und Yang aus und bringt Qi wieder zum Fließen. Acht Kräuter, Blüten und Früchte sind es, die das Wunder des Acht-Schätze-Tees zustande bringen: Hutao-Nuss, Saure Bergdattel, Pu-Erh-Tee der ersten Qualität, Litschi (China-Stachelbeere), Hügel-Kirsche, Berg-Chrysantheme, »Xing Ren« (eine Aprikosenart) und geschmorte Ginsengwurzeln.

Zubereitung: Verwenden Sie eine große Teetasse (0,25 l). Gießen Sie den Tee mit nicht mehr siedendem Wasser auf, und lassen Sie ihn vier Minuten ziehen. Sie können ihn so oft aufgießen, wie Sie möchten. Auch nach dem zehnten Aufguss entfaltet der Tee noch seine Wirkung.

Drei-Blumen-Trank

Der klassische Schönheits- und Immun-Tee der Chinesen ist ein Instant-Tee. Seine Zutaten:

- Notoginseng bringt Qi wieder in Fluss, verbessert die Sauerstoffversorgung und die Durchblutung.

- Chrysantheme verbessert die Struktur der Haare, lindert Augenschmerzen und -entzündungen und hilft bei Magenschmerzen sowie Verdauungsstörungen.
- Geißblatt hilft, Blutzucker- und Blutfettwerte zu normalisieren, fördert den Zellstoffwechsel, harmonisiert Yin und Yang und stärkt die Seele.

Zubereitung: Sie erhalten den Tee in den meisten Chinaläden oder im Spezial-Versandhandel. Ein Beutel mit Granulat reicht für drei Tassen. Übergießen Sie jeweils ein Drittel des Granulats mit heißem Wasser. Trinken Sie eine Tasse Tee morgens auf nüchternen Magen, mittags vor dem Essen und abends vor dem Schlafengehen.

Ling-Zhi-Tee

Ling Zhi stammt aus dem Wunderpilz Ganoderma und verspricht eine robuste Gesundheit und ein hohes Alter.

Zubereitung: Übergießen Sie einen Beutel mit nicht mehr kochendem Wasser (80–85 °C). Nehmen Sie den Beutel nach etwa 20 bis 30 Sekunden wieder heraus. Er lässt sich für drei weitere Aufgüsse verwenden. Bei weiteren Aufgüssen den Tee länger ziehen lassen. Den Tee nicht süßen oder mit Milch vermischen, da dies die Wirkung der Inhaltsstoffe mindert.

Bezugsquellen für China-Tees

China-Tees werden in Deutschland, Österreich und der Schweiz in Apotheken, Reformhäusern, Drogerien und im Fachhandel angeboten. In China-Shops findet man meist billigere, mindere Qualitäten, oft mit Schadstoffbelastung. Apotheken können über spezialisierte Importeure auch seltenere Tees wie den Ling-Zhi-Tee beschaffen. Heilkräuter, Teemischungen und Zutaten für Kräuterkissen sind auch beim Autor (→ Seite 244) erhältlich.

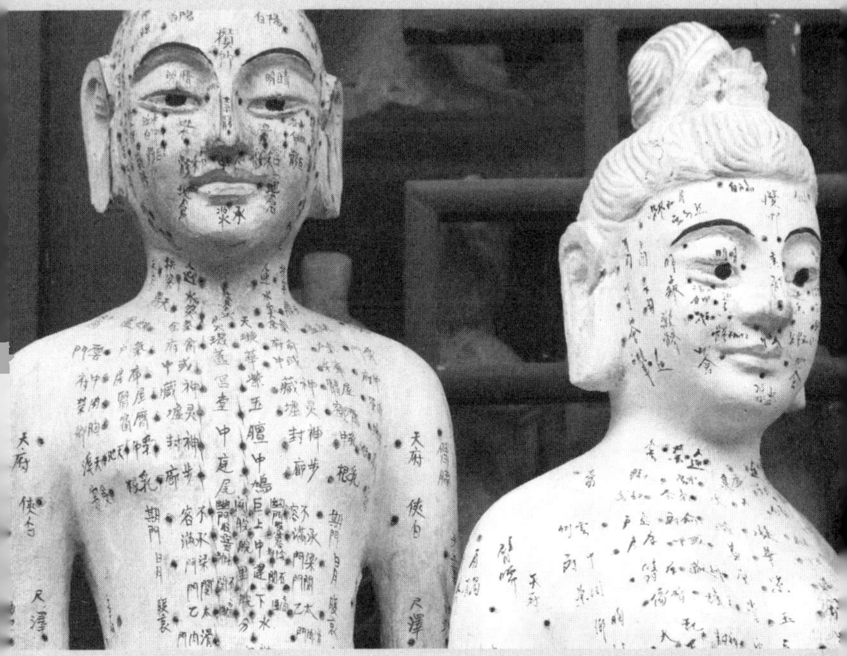

Kapitel 3

Akupressur und Heilmassagen

Der Fluss des Qi verläuft über bestimmte Leitbahnen, teils unter der Haut, teils tiefer im Körper. Diesen Energiefluss beeinflussen Sie ständig durch Ihre Aktivitäten, Ihre Ernährung, Ihre innere Einstellung oder psychische Verfassung sowie bestimmte äußere Faktoren.

Ist der Fluss des Qi behindert oder gestört, kennt die chinesische Medizin verschiedene Behandlungsweisen: Eine davon ist die Akupunktur (lat. acus: Nadel, und pungere: stechen), also das Setzen von Nadeln an bestimmten Körperpunkten, die in der Regel auf den Meridianen liegen, um so das Qi zu harmonisieren. Tatsächlich ist die Haut über den Meridianen empfindlicher als an anderen Körperstellen. Auch die Nervenenden sind hier ausgeprägter. Akupunktur regt die Herstellung von körpereigenen schmerzstillenden Stoffen (Morphinen) und Glückshormonen, wie zum Beispiel Serotonin, an.

Über die Akupunkturpunkte kann der erfahrene TCM-Arzt heilende Impulse geben. Dies kann durch Anregen, aber auch durch Dämpfen geschehen, je nach Krankheitsbild. Verwendet der Arzt mehrere Nadeln, so wirkt dies beruhigend. Verwendet er weniger Nadeln, wirkt dies stärkend und aktivierend. Alle Akupunkturpunkte können auch durch Reiben, Drücken, Schieben und Ziehen wie in der Akupressur oder durch die Wärmebehandlung, die Moxibustion, sowie mit Massagen angeregt oder gedämpft werden.

Akupunktur hat sich besonders bewährt bei …

Allergien, Atemwegserkankungen, Kinderkrankheiten, Migräne, Schlafstörungen, Tinnitus, hormonellen Störungen, stressbedingten Beschwerden sowie bestimmten chronischen Krankheiten.

Die Akupunkturpunkte

Für die Akupunktur werden feine Stahlnadeln verwendet. Manchmal sind sie auch aus Silber oder Gold gefertigt. Die Stiche sind fein, und die Prozedur wird von einem erfahrenen Therapeuten sehr rasch und zielgerichtet vorgenommen. Gelegentlich spürt der Patient den einen oder anderen Punkt stärker; hier wird das Qi besonders intensiv gelockt. In der Regel ist die Behandlung schmerzlos.

Shu Xue heißen die 360 Reizpunkte, die bis auf wenige Ausnahmen auf den Meridianen liegen. Übersetzt bedeutet dies so viel wie: »weiterleiten, transportieren« (Shu) und »Höhlung, Vertiefung« (Xue). Man kann sie als Energietore verstehen. Jeder Akupunkturpunkt heißt anders. Ein TCM-Arzt behandelt normalerweise einen Punkt auf dem Rücken gleichzeitig mit dem entsprechenden auf der Vorderseite des Körpers, um auf einen bestimmten Organbereich einzuwirken. Dabei wird die Behandlung in zwei Abschnitte unterteilt, während derer der Patient immer auf einer Körperseite ruht. Eine Behandlung dauert etwa 30 Minuten. In der chinesischen Medizin unterscheidet man:

- Anknüpfungspunkte: Die Netzleitbahnen treffen hier mit den Hauptmeridianen zusammen.
- Spaltpunkte: Sie dienen zur Lösung von Qi-Stauungen.
- Zusammenkunftspunkt: Hier kann der Arzt bestimmte Gewebe- und Energieformen gezielt beeinflussen.
- Punkt des Ur-Qi: Dieser liegt auf jeder Leitbahn.
- Brunnenpunkte: Diese Reizpunkte befinden sich an den Händen und Füßen.
- Punkt des Ausgießens: Hier tritt die Energie wieder in die Tiefe ein.

- Punkt der Einwirkung: Hier übt das Qi eine tiefgehende Wirkung aus.
- Durchgangspunkt: Hier kann man ein letztes Mal den Energiefluss des Meridians erreichen.
- Vereinigungspunkt: Hier wird die Verbindung nach innen hergestellt.

Ohrakupunktur

Ohrakupunktur ist ideal bei der Behandlung von Suchterkrankungen wie zum Beispiel dem Rauchen. Auch bei Allergien und in der Schmerzbehandlung hat sich die Ohrakupunktur bewährt. Hierbei werden Dauernadeln oder kleine Kräuterpäckchen auf Akupunkturpunkte im Ohr gesetzt, die dort bis zu einer Woche verbleiben können.

Moxibustion

Wärme tut gut. Das wissen wir von warmen Bädern oder Saunabesuchen. Auch die Moxibustion genannte Wärmebehandlung sollte ein in chinesischer Medizin geschulter Arzt durchführen. Er erwärmt dabei bestimmte Akupunkturpunkte mithilfe eines kleinen Kegels aus Beifußkraut oder einem Moxa-Stäbchen. Dieses ist mit getrocknetem und gestampftem Wermutkraut gestopft, etwa 20 Zentimeter lang und fünf Millimeter dick. Wermut wirkt tiefgehend und energetisierend. An einem Ende zum Glühen gebracht, hält der Arzt die

Moxazigarre für rund zwei Minuten über den jeweiligen Akupunkturpunkt. Wirksam sind dabei nicht nur die Hitze des brennenden Stäbchens, sondern auch die ätherischen Öle, die verströmen. Die Moxibustion setzt ein Arzt meist zusätzlich zur Akupunktur ein.

Moxibustion hilft bei Beschwerden, die durch Kälte hervorgerufen wurden, zum Beispiel bei niedrigem Blutdruck, Kältegefühl, Bronchitis, Asthma, Durchfall, depressiven Verstimmungen, Schwindel, Erschöpfung und Energiemangel.

Schröpfen

In der chinesischen Medizin wird das Schröpfen von einem erfahrenen Arzt im Rahmen der Akupunkturbehandlung durchgeführt. Dazu erwärmt er eine Glasglocke und setzt diese auf die Haut über die Punkte, um das Qi an der Körperoberfläche zu sammeln. Durch das Abkühlen und Verdichten der Luft unter der Glocke entsteht eine saugende Wirkung. Dabei bilden sich kleine Bläschen auf der Haut sowie schmerzlose Blutergüsse.

Schröpfen wirkt anregend auf die Durchblutung und entgiftet, da die Schadstoffe mit dem Blut an die Körperoberfläche gezogen werden. Daneben wirkt diese Technik auch schmerzlindernd. Ideal ist Schröpfen bei Rückenbeschwerden, rheumatischen Erkrankungen und Erkältungen.

Selbstbehandlung mit Akupressur

Nicht nur mit Nadeln können Akupunkturpunkte gereizt werden. Die Akupressur bedient sich des Drucks. Mithilfe der Druckpunktmassage können Sie selbst Yin und Yang in Ihrem Körper harmonisieren, das Qi ausgleichen und eine Reihe von Beschwerden wirksam selbst behandeln.

Ausnahmen sind: Herz-Kreislauf-Erkrankungen, Bluthochdruck, bakterielle Infektionen oder infektiöse Hauterkrankungen. Auch bei einer Schwangerschaft oder während der Menstruation gibt es Einschränkungen. Sprechen Sie in diesen Fällen bitte mit Ihrem TCM-Arzt.

Sie finden in Kapitel 6 (→ Seite 105ff.) bei fast jedem Beschwerdebild eine Anweisung für eine Akupressurbehandlung. Die Punkte, die dabei gereizt werden sollten, sind dort genau beschrieben. Verlassen Sie sich aber ruhig auch ein wenig auf Ihr Gefühl. Tasten Sie um den Punkt herum, bis sie den Eindruck haben, dass die Berührung in Ihnen etwas auslöst. Alle Meridianpunkte sind schmerz- und druckempfindlicher als andere Stellen der Körperoberfläche, weshalb sie relativ leicht zu finden sind.

Anregen oder dämpfen?

Für die Akupressur gelten einige Grundregeln. Dazu gehört zunächst die Entscheidung, ob Sie bestimmte Punkte eher anregen oder lieber dämpfen möchten. Überlegen Sie dazu, ob ein Energiemangel oder ein Energieüberschuss vorherrscht.

Bei chronischen, länger andauernden Beschwerden (zum Beispiel Erschöpfung, Schwächegefühle) ist meist Ersteres der Fall. Bei akuten Problemen herrscht oft eine Fülle an Qi und es empfiehlt sich hier, die Energie auszuleiten und die entsprechenden Punkte zu dämpfen. Zum Anregen eines Punkts ist die Massage des jeweiligen Punkts im Uhrzeigersinn günstig. Hier übt man mittelstarken Druck aus.

- Um einen Punkt zu dämpfen, massieren Sie diesen mit leichtem Druck linksherum.
- Um einen Punkt anzuregen, massieren Sie den Akupressurpunkt bitte mit mittelstarkem Druck rechtsherum.

Ebenfalls wichtig bei der Akupressur sind die vier verschiedenen Grifftechniken:

Reiben: Dabei reiben Sie mit der Handfläche oder dem Daumen leicht die Haut, bis sich der Bereich etwas erwärmt.

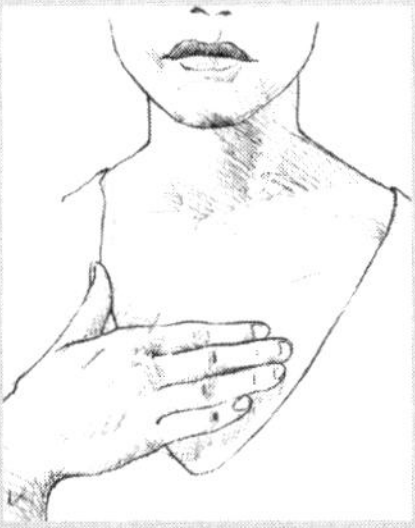

Kneten: Mit den Fingern oder dem Daumen zupfen, bewegen oder drücken Sie die Muskulatur.

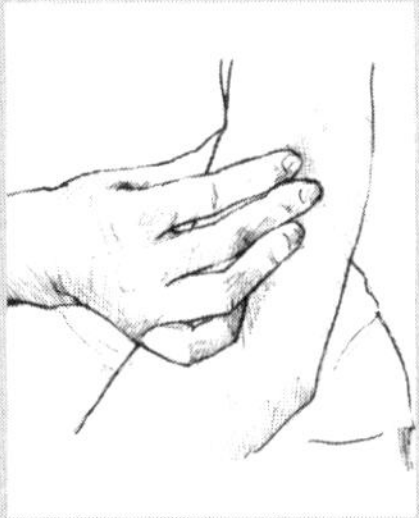

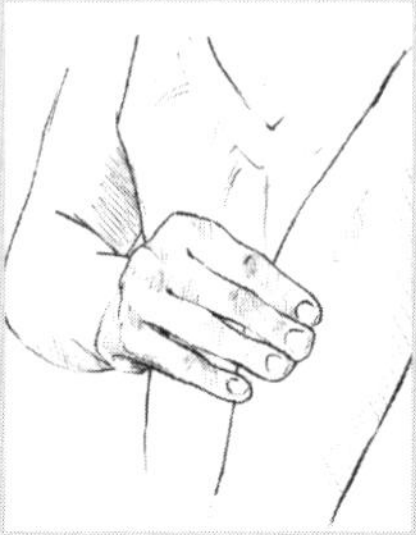

Drücken: Sie drücken mit Ihrem Daumenballen oder mit mehreren Fingern gleichzeitig auf einen Akupunkturpunkt. Steigern Sie dabei den Druck langsam und lassen dann ebenso langsam wieder los. Sie können auch kreisend drücken. Dabei setzen Sie Daumen, Zeige- oder Mittelfinger auf den jeweiligen Punkt und massieren ihn kreisend.

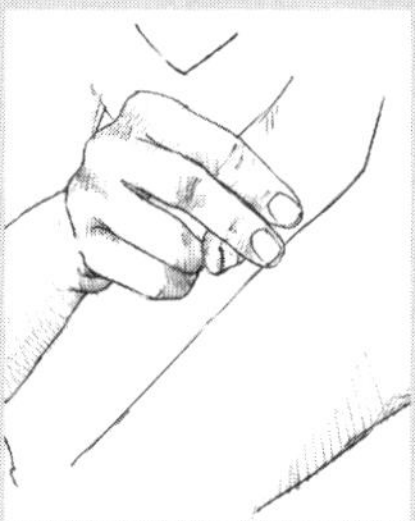

Klopfen: Diese Technik wenden Sie am Ende der Behandlung an. Sie klopfen dabei mit der Seitenfläche des kleinen Fingers oder der geballten Faust.

Wichtige Hinweise

Sie sollten einen Punkt drei bis fünf Minuten lang behandeln und dies zweimal am Tag wiederholen. Kleine Kinder oder Babys sollten nicht länger als dreißig Sekunden akupressiert werden. Bei älteren Menschen hingegen kann eine längere Druckdauer empfehlenswert sein. Behandeln Sie trotzdem keinen Punkt länger als 15 Minuten. Sollte die Behandlung Schwindelgefühle oder Kopfschmerzen auslösen, brechen Sie die Selbstbehandlung bitte ab und besprechen Sie dies mit Ihrem TCM-Arzt.

Vorbereitungen zur Selbstbehandlung

Ziehen Sie sich zur Selbstbehandlung in einen ruhigen, gut gelüfteten Raum zurück. Ziehen Sie Ihre Schuhe aus und tragen Sie lockere Kleidung, die Sie nicht beengt. Legen Sie sich auf eine Matte oder ein Bett oder setzen Sie sich aufrecht in einen bequemen Stuhl. Liegen empfiehlt sich besonders bei der Akupressur von Punkten, die sich auf dem Rücken befinden und mit den Händen schwer zu erreichen sind. Legen Sie dazu einen Tennisball auf eine Yogamatte und rollen Sie ihn durch Körperbewegungen an die richtige Stelle. Akupressieren Sie alle empfohlenen Punkte nacheinander auf beiden Körperseiten.

Selbstbehandlung mit Tuina-Massage

Diese chinesische Heilmassage ist ein ausgezeichnetes Mittel zur Lösung von Verspannungen. Kombinieren Sie sie nach Belieben mit Qi Gong, Tai Chi Quan und Meditation. Die schriftliche Überlieferung der Tuina-Massage zur Selbstbehandlung reicht bis in die Sui-Dynastie (581–618 n. Chr.) zurück. Sie setzen dabei folgende Grifftechniken ein:

- Drücken (An): Sie drücken mit der Fingerkuppe oder mit dem Fingernagel.
- Streichen (Mo): Sie streichen mit dem Handballen, den Fingern oder der Handwurzel.

- Schieben (Tui): Sie setzen dazu einen oder mehrere Finger oder die Handwurzel ein.
- Zwicken und Kneten (Na): Sie kneten oder zupfen mit den Fingern oder dem Daumen.
- Reiben (Rou): Sie reiben mit dem oberen Fingerglied oder der Handwurzel.
- Kreisen (Yao): Durch das Kreisen bewegen Sie Ihre Gelenke.

Führen Sie Ihre Massage in einem angenehm warmen und dabei gut durchlüfteten Raum durch. Sie (oder der-/diejenige, die Sie massieren möchten) sollten bequeme Kleidung tragen und die Schuhe ausziehen. Wenden Sie alle Grifftechniken sanft und ohne starken Druck an. Morgens entfaltet eine Massage die beste Wirkung. So starten Sie gut und gestärkt in den Tag. Zur Massage eignen sich verschiedene Kräuteröle, die Sie nach Geschmack aussuchen können. Sie erhalten gute Ölmischungen in der Apotheke oder dem Reformhaus. Jede Massage besteht aus sechs Schritten, die bestimmte Meridiane stärken. Wiederholen Sie die Behandlung immer auch an der anderen Körperseite.

Erster Schritt:

1. Beginnen Sie auf der rechten Seite. Zwicken Sie mit Daumen und Zeigefinger Ihre einzelnen Zehenspitzen, angefangen an der kleinen und endend an der großen Zehe. Bearbeiten Sie dann mit Daumen und Zeigefinger die Zehengelenke mit dem Rou-Griff.
2. Mit der Rou-Technik bearbeiten Sie die äußere und die innere Spitze Ihres Fußknöchels, danach die Stelle unterhalb des äußeren und des inneren Knöchels, den Bereich zwischen Knöchel und Achillessehne außen und innen so-

wie die Region in der Mitte des Fußes. Dann massieren Sie zwanzigmal den Punkt zwischen den Ballen Ihrer großen und kleinen Zehe.

3. Bewegen Sie mithilfe der Yao-Technik Ihr Sprunggelenk. Umfassen Sie dazu den Bereich oberhalb des Gelenks und bewegen Sie mit der anderen Hand den Fuß. Kreisen, strecken und beugen Sie den Fuß je fünfmal.
4. Streichen Sie zwanzigmal Ihren Unterschenkel hinauf. Ihre Finger zeigen dabei zur Wade.
5. Massieren Sie zwanzigmal in der Rou- und in der An-Technik mit Daumen, Zeige- und Mittelfinger seitlich innerhalb der Kniescheibe.
6. Drücken Sie zwanzigmal die Stelle oberhalb Ihrer Kniescheibe und massieren Sie den unteren und oberen Kniebereich in der Rou- und in der Mo-Technik.
7. Wiederholen Sie die Massage an Ihrem anderen Fuß.

Zweiter Schritt:

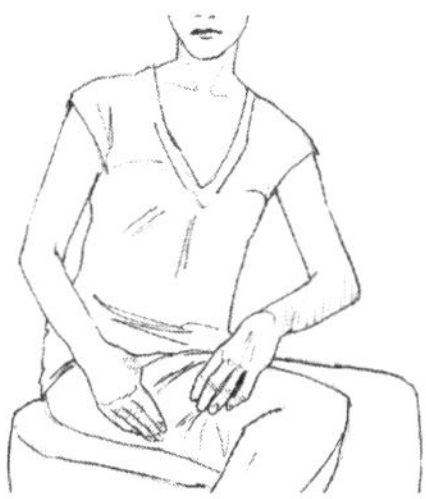

1. Massieren Sie mit beiden Händen Ihren äußeren, rechten Oberschenkelbereich jeweils zehnmal in der Rou- und in der Mo-Technik.
2. Mit vier Fingerspitzen massieren Sie je zwanzigmal Ihr Kreuz- und Steißbein in der Tui- und in der Mo-Technik. Folgen Sie der Mittellinie, dann auf beiden Seiten der Wirbelsäule entlang nach oben.

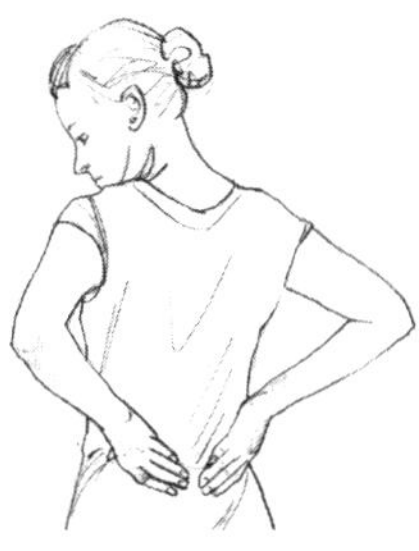

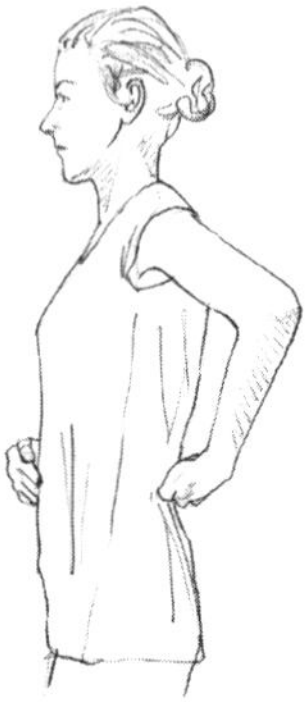

Dritter Schritt:

1. Massieren Sie zwanzigmal mit vier Fingerspitzen Ihren Rücken in Höhe des vierten Lendenwirbels in der Mo-Technik.
2. Legen Sie Ihre rechte Hand auf Ihren Nabel, die linke in derselben Höhe auf den Rücken und massieren Sie diese Bereiche mit beiden Händen abwechselnd zwanzigmal.
3. Wiederholen Sie den zweiten und dritten Schritt der Massage auf der anderen Seite.

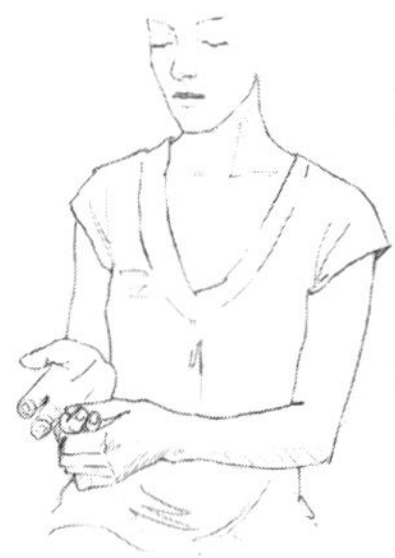

Vierter Schritt:

1. Zwicken Sie mit Daumen und Zeigefinger in die Fingerspitzen Ihrer linken Hand. Wiederholen Sie dies mit der anderen Hand.
2. Massieren Sie mit Daumen und Zeigefinger die einzelnen Finger der rechten Hand jeweils zehnmal in der Tui- und dann in der Mo-Technik. Wiederholen Sie dies mit der anderen Hand.
3. Mit dem Daumen der rechten Hand massieren Sie in der Rou-Technik zwanzigmal Ihren linken Handteller. Anschließend massieren Sie in der Rou- und in der An-Technik zwanzigmal den Bereich in der Mitte der Handgelenksfalte. Wiederholen Sie diese Massage an der anderen Hand.

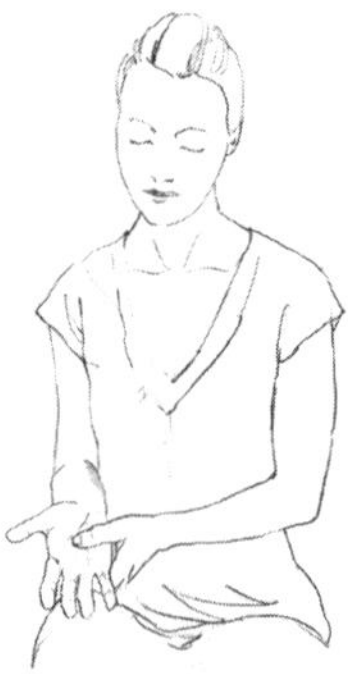

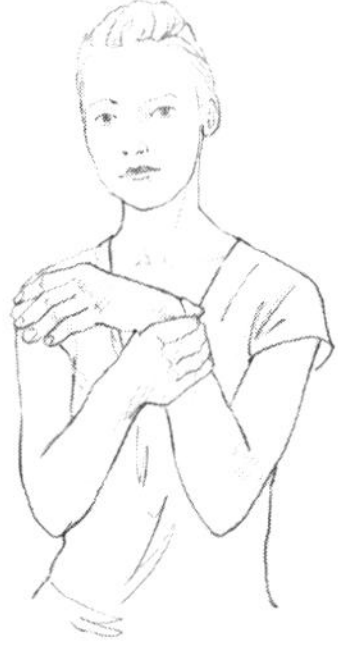

4. Umfassen Sie die Stelle oberhalb Ihres linken Handgelenks und machen mit der festgehaltenen Hand zehnmal folgende Bewegungen: zuerst beugen, dann strecken, dann kreisen. Wiederholen Sie dies mit der anderen Hand.
5. Massieren Sie bei gestrecktem Arm zwanzigmal in der Rou-Technik den Bereich in der Mitte zwischen Ihrer linken Ellenbogenbeuge und -spitze. Streichen Sie mit der Handfläche zwanzigmal Ellenbogenbeuge und -spitze nach unten aus. Anschließend beugen und strecken Sie den Ellenbogen zehnmal. Wiederholen Sie die Behandlung mit dem anderen Arm.

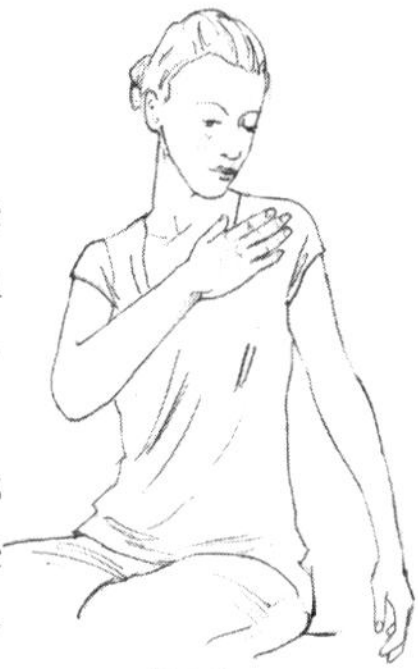

Fünfter Schritt:

1. Reiben Sie Ihre Handflächen, bis sie warm sind, und massieren Sie dann den Bereich des Schultergelenks zwanzigmal in der Mo-Technik.
2. Stützen Sie mit einer Hand Ihr linkes Schultergelenk, kreisen und heben Sie es, bis Sie sich locker fühlen. Wiederholen Sie dies mit der anderen Seite.

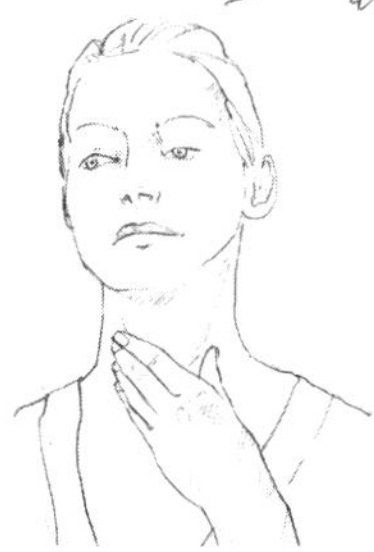

3. Heben Sie nun Ihren Kopf leicht an und legen Sie den Daumen und die anderen Finger der linken Hand um Ihren Kehlkopf. Massieren Sie streichend und sehr sanft zwanzigmal von unten nach oben. Wiederholen Sie dies mit der anderen Seite.

4. Streichen Sie zwanzigmal mit Ihrer linken Hand von Ihrem rechten Ohr bis zum Kehlkopf und wiederholen Sie dies auf der anderen Seite.

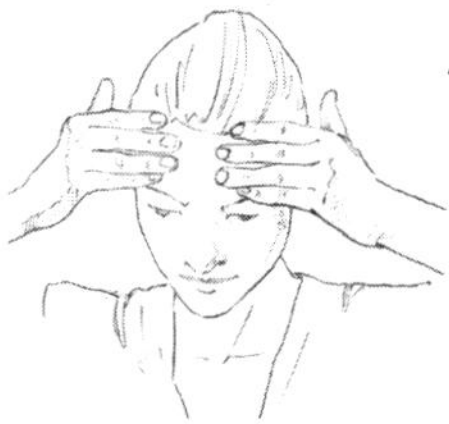

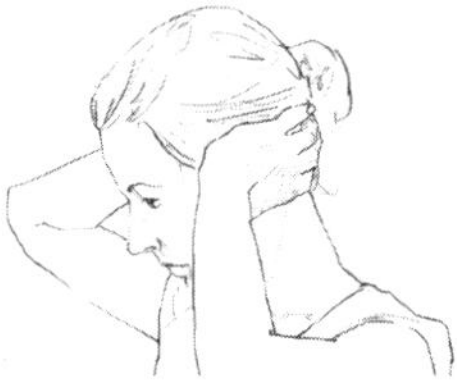

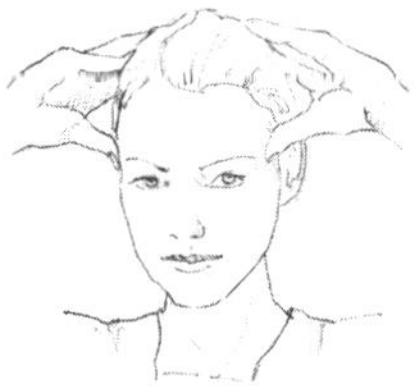

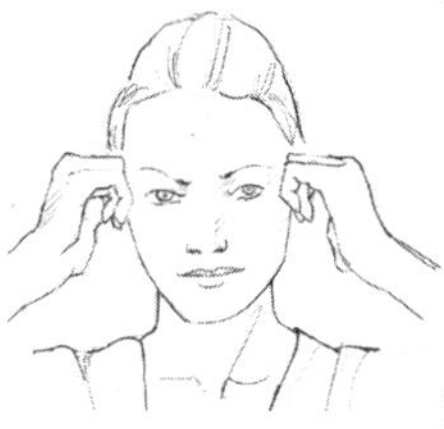

Sechster Schritt:

1. Massieren Sie mit acht Fingerspitzen in der An- und in der Tui-Technik zuerst die mittlere Linie Ihres Kopfes und dann die Seiten. Den An-Griff wenden Sie zehnmal pro Linie an, den Tui-Griff zwanzigmal.
2. Bedecken Sie beide Ohren mit den flachen Händen. Die Mittelfinger legen Sie auf Ihr Hinterhauptbein. Klopfen Sie zweimal mit beiden Zeigefingern auf die Stelle.
3. Mit Ihren Daumen massieren Sie die Bereiche in der Verlängerung von Augenbraue und Augenwinkel je vierzigmal in der Rou- und in der An-Technik.
4. Streichen Sie mit dem seitlichen Teil Ihrer mittleren angewinkelten Fingerknochen in Mo-Technik um Ihre Augen herum. Streichen Sie jeweils zehnmal ober-, dann unterhalb Ihrer Augen.
5. Schließen Sie mit dem linken Daumen Ihr linkes Nasenloch und massieren Sie in der Mo-Technik das andere

Nasenloch zwanzigmal. Wiederholen Sie dies auf der anderen Seite.

6. Legen Sie jetzt den linken Zeigefinger auf den Punkt zwischen Ihrer Nase und Oberlippe und den rechten zwischen die Unterlippe und das Kinn. In entgegengesetzter Richtung und horizontal massieren Sie diese Stellen zwanzigmal.

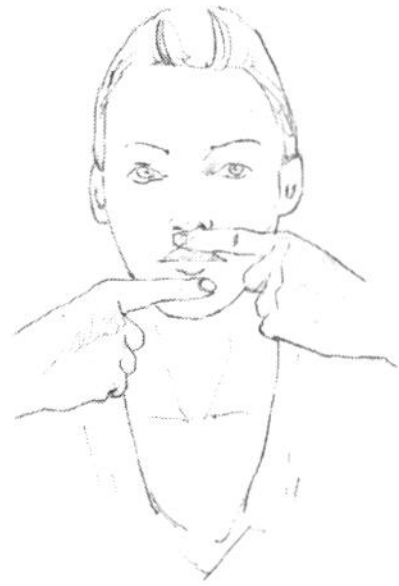

7. Massieren Sie die Bereiche an Ihren Mundwinkeln vertikal und in entgegengesetzter Richtung zwanzigmal.
8. Massieren Sie die Bereiche um Ihre Augen und diejenigen zwischen dem Ende der Augenbraue und dem Augenwinkel mit den Fingerspitzen zwanzigmal. Zuerst oberhalb der Augen und vom inneren Augenwinkel beginnend, dann zwanzigmal unterhalb der Augen zum inneren Augenwinkel hin.

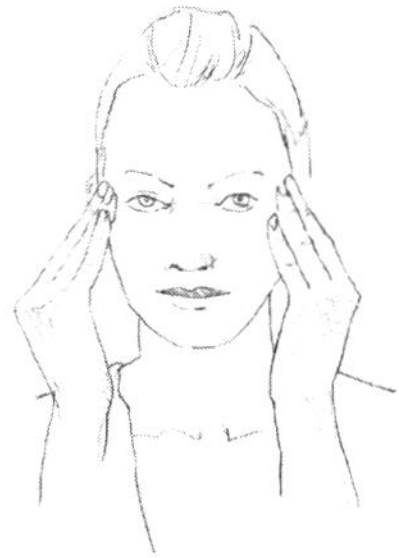

9. Streichen Sie mit Ihren Handflächen die Bereiche zwanzigmal aus.

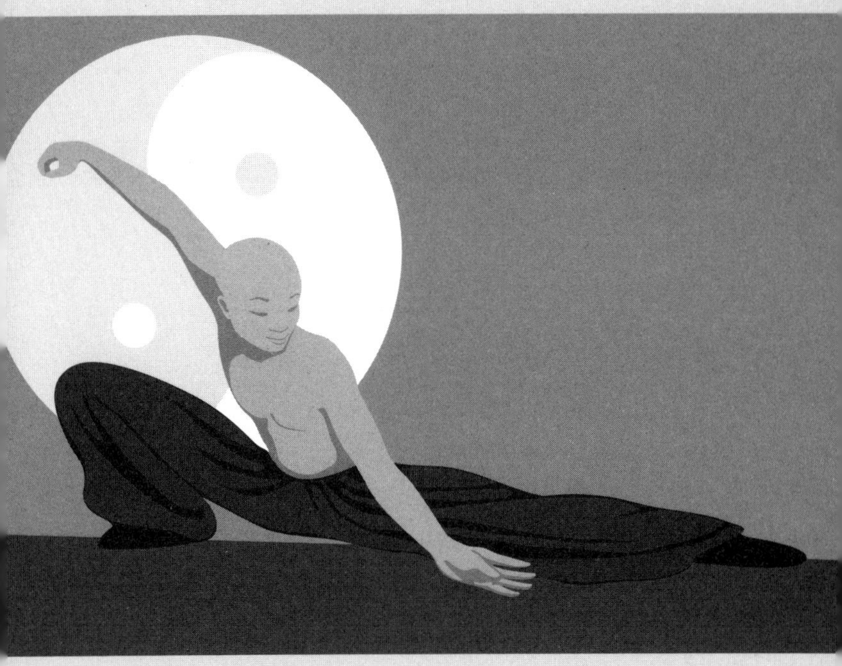

Kapitel 4

Qi Gong und Tai Chi Quan

Qi Gong besteht aus einer Vielzahl von Übungen, die zum Teil 3000 Jahre alt sind. Durch die langsam ausgeführten Bewegungen wird das Qi angeregt. Dies geschieht durch den Atem, durch die Vorstellungskraft sowie durch die Bewegung selbst.

Das chinesische Wort »Qi« hat viele Bedeutungen: Man kann es mit Atem, Luft, Gas, Hauch, Geruch oder Energie übersetzen. Es steht für die Aktivität des Organismus und damit für Leben, Energie und Kraft. »Gong« hingegen bedeutet Ausdauer, Arbeit, Üben, Mühe oder auch Können sowie mit viel Mühe erreichte Geschicklichkeit.

Im übertragenen Sinne bedeutet Qi Gong somit »Übungen, die das Qi beeinflussen, und die Fertigkeit, das (eigene) Qi zu bearbeiten«. Hilfreich ist Qi Gong bei der Behandlung chronischer Krankheiten, aber auch im Alltag zur Stärkung von Körper und Geist.

Zwei Arten des Qi Gong

Trotz der Vielzahl von verschiedenen Übungsmethoden unterscheidet man zunächst grundsätzlich zwei Arten von Qi Gong. Eines ist das »Qi Gong der Ruhe«. Es wird im Sitzen, Stehen oder Liegen ausgeführt. Der Atem steht hier im Mittelpunkt. Die ruhigen Bewegungen ermöglichen eine intensivere Wahrnehmung der inneren Bewegung.

Die zweite Form ist das »Qi Gong der Bewegung«. Durch fließende und geschmeidige Bewegungen werden Gedanken und Gefühle, Qi und körperliche Kraft in Einklang gebracht.

Der Atem beim Qi Gong

Natürliches Atmen ist ganz einfach: Ziehen Sie die Luft bei geschlossenem Mund durch die Nase ein. Dabei hebt sich ohne Anspannung das Zwerchfell, der Bauch rundet sich etwas und wird beim Ausatmen durch die Nase wieder flach. Wenn Sie hingegen zu flach atmen, füllt sich nur Ihr Brustkorb. Versuchen Sie deshalb einmal folgende kleine Übung:

Setzen Sie sich aufrecht und entspannt auf einen Stuhl. Legen Sie Ihre Hände übereinander auf Ihren Nabel. Atmen Sie nun bei geschlossenem Mund tief durch die Nase ein und aus und spüren Sie, wie sich Ihre Hände heben und senken.

Diese Atemübung ist sehr wirkungsvoll als kleine Entspannungseinheit zwischendurch. Ärger und Stress gehen zurück, der Herzschlag verlangsamt sich und Verspannungen lösen sich.

Beim Qi Gong stellt sich mit der Zeit das sogenannte Qi-Atmen ein. Achten Sie beim Üben darauf, dass Ihre Schultern und Ihr Nacken locker bleiben, und atmen Sie ruhig und gleichmäßig.

1. Ziehen Sie nun die Luft langsam durch die Nase ein. Dabei spannt sich automatisch Ihr Bauch an. Nun fließt Ihr Qi vom unteren Energiezentrum, dem sogenannten unteren Dan Tian, durch den Nierenmeridian.
2. Atmen Sie tief und langsam durch die Nase aus. Ihre Bauchmuskeln entspannen sich und der untere Dan Tian lädt sich mit Energie auf.

Die Wirkung von Qi Gong

Als ganzheitliches Übungssystem stärkt Qi Gong den Menschen innerlich und äußerlich. Man wird ruhiger, konzentrierter und fühlt sich zugleich leicht und beschwingt. Ihr Geist sammelt sich. Sehnen und Knochen werden gestärkt, Ihre Haut besser durchblutet, wodurch sie ein rosiges Aussehen erlangt. Zudem werden die Funktionen des Gehirns, von Herz und Kreislauf sowie die Verdauung gefördert.

Wissenschaftlich belegt ist auch die stärkende Wirkung von regelmäßigem Qi Gong auf das Immunsystem. Die Regenerationsfähigkeit des Körpers wird angeregt, die einzelnen Organsysteme stabilisiert und harmonisiert. Mittlerweile gibt es spezialisierte Qi-Gong-Übungen, die gezielt bei bestimmten Beschwerden wirken. Erkundigen Sie sich bei Interesse bei Ihrem TCM-Arzt nach Kursen.

Qi-Gong-Übungen für jeden Tag

Vorbereitung

Kommen Sie innerlich zur Ruhe. Verweilen Sie im Moment und konzentrieren Sie sich auf Ihren natürlichen Atem (→ Seite 73). Versuchen Sie, innerlich zu lächeln, und ziehen Sie Ihre Mundwinkel leicht nach oben.

Atmen Sie immer durch die Nase ein und durch den Mund aus. Warten Sie so lange, bis sich Ihr Atemrhythmus beruhigt hat und Sie gleichmäßig atmen.

Aktivieren Sie in Ihren Gedanken Ihr Qi. Stellen Sie sich eine kleine wärmende Kugel vor, die von Ihrer Körpermitte aus langsam in alle Gliedmaßen ausstrahlt und Ihren ganzen Körper mit Wärme und Kraft erfüllt.

Achten Sie beim Üben darauf, dass Sie alle Bewegungen so langsam und fließend wie möglich ausüben. Selbstverständlich können Sie die Übungen auch einzeln zwischendurch ausführen, wenn sie nur wenig Zeit haben.

Grundhaltung

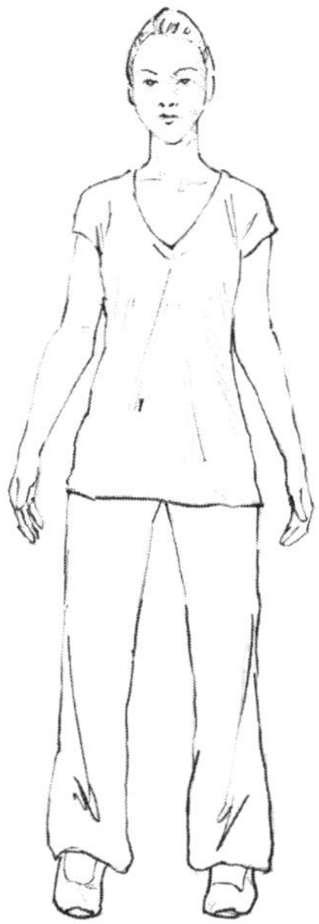

Stellen Sie sich in den schulterbreiten Stand. Ihr Körper ist locker und entspannt. Sie lächeln, sind heiter und entspannt. Sie schauen geradeaus, Ihre Arme hängen locker an Ihren Seiten, die Handflächen zeigen zueinander.

Dann winkeln Sie die Arme an, Ihre Handflächen zeigen im Abstand von etwa 20 Zentimetern auf Brusthöhe zueinander. Führen Sie die Arme nach außen und wieder zurück; so öffnen Sie fünf- bis zehnmal die Hände vor der Brust.

Verschiedene Übungen

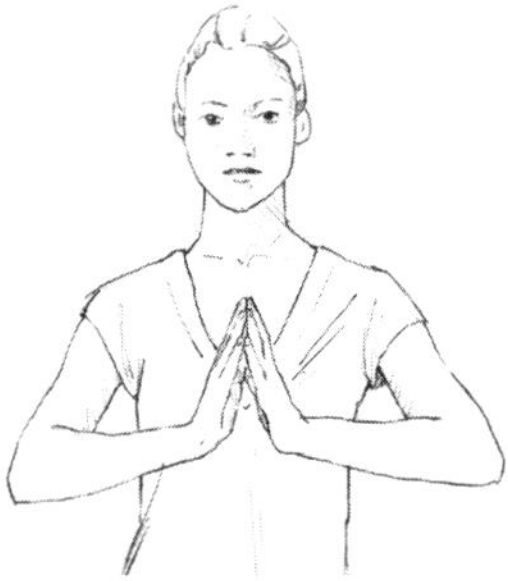

1. Jade-Phoenix nickt mit dem Kopf

Falten Sie Ihre Hände. Zwischen den Handflächen bleibt dabei ein Hohlraum. Ihre Finger zeigen nach oben. Jetzt senken Sie Ihre Hände etwa 36-mal langsam nach unten.

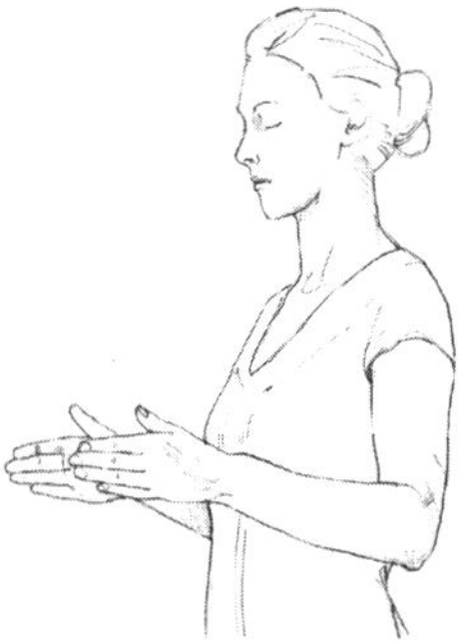

2. Die Luft ist erfüllt vom Duft der chinesischen Pagode

Ihre Handflächen zeigen in einem Abstand von etwa 20 Zentimetern zueinander. Ihre Fingerspitzen zeigen nach vorne. Jetzt winkeln Sie Ihre Arme leicht an und zeigen geradeaus. Nun öffnen Sie die Arme fünfmal vor der Brust.

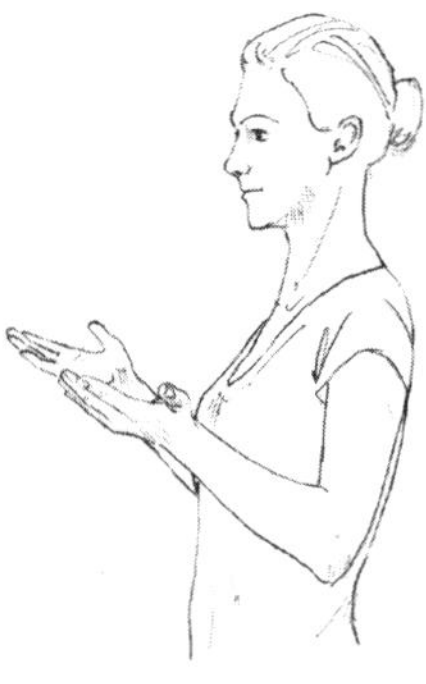

3. Bodisattwa spielt chinesische Zither

Ihre Handflächen zeigen nach unten, die Fingerspitzen nach vorne. Ihre Arme sind leicht angewinkelt, die Hände befinden sich in Brusthöhe. Nun öffnen Sie 36-mal Ihre Arme vor der Brust, sodass die Fingerspitzen nach außen zeigen. Dann wiederholen Sie die Übung mit nach oben gerichteten Handflächen.

4. Himmel und Erde nach links drehen

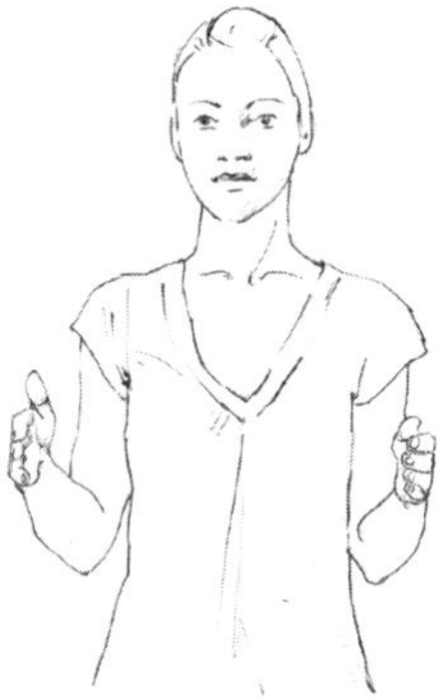

Ihre Handflächen zeigen mit etwa 30 Zentimetern Abstand zueinander. Nun zeichnen Sie mit Ihren Händen etwa 36-mal von rechts nach links gegen den Uhrzeigersinn eine Ellipse: die lange Seite von links nach rechts, die kurze von oben nach unten.

5. Himmel und Erde nach rechts drehen

Die Handflächen zeigen in einem Abstand von etwa 30 Zentimetern zueinander. Nun zeichnen Sie mit Ihren Händen etwa 36-mal von links nach rechts im Uhrzeigersinn eine Ellipse, wie unter 4. beschrieben.

6. Buddhistischer Wind bläst in die Ohren

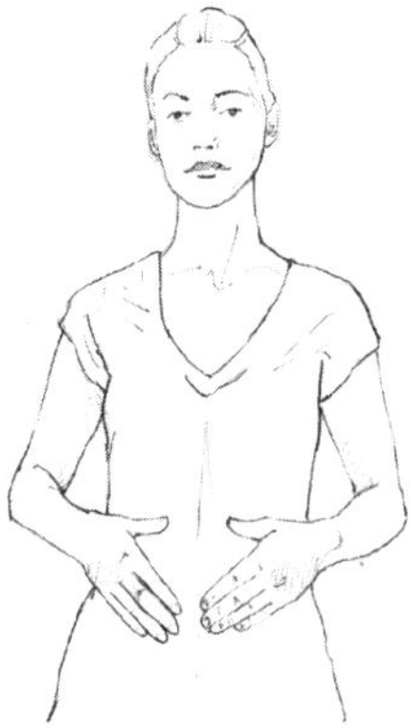

Die Hände vor den Bauch heben, die Handflächen zeigen zueinander. Jetzt ziehen Sie die Hände etwa 36-mal von unten nach oben an die Ohren, als wollten Sie die Luft hineinstopfen.

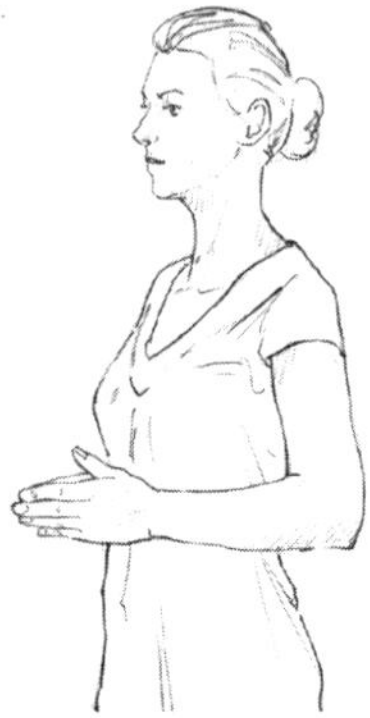

7. Buddhistische Strahlen erleuchten die Augen

Mit der rechten und der linken Hand formen Sie einen Entenschnabel vor Ihrem Bauch. Ihre Fingerspitzen zeigen dabei zueinander. Nun heben Sie Ihre Hände etwa 36-mal von unten nach oben vor die Augen, als wollten Sie die Luft hineinstopfen.

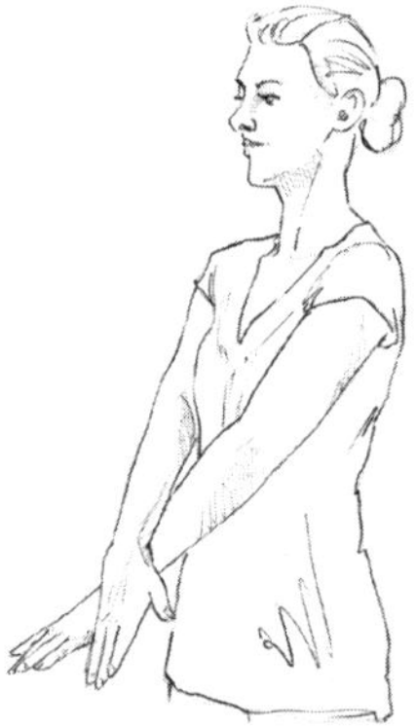

8. Die Hände kreuzend schwingen

Ihre Arme sind vor Ihrem Körper überkreuzt und dabei ausgestreckt. Ihre linke Hand befindet sich dabei innen, die rechte außen. Jetzt kreuzen Sie Ihre Hände im Wechsel etwa 36-mal vor dem Bauch und öffnen sie wieder.

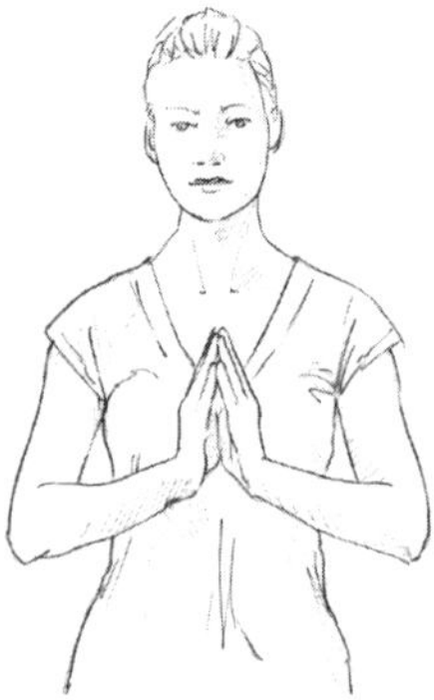

9. Der Jünger betet zu Buddha

Falten Sie Ihre Hände wie zum Gebet. Zwischen den Handflächen bleibt ein Hohlraum. Ihre Finger zeigen nach oben. Ihre Hände heben Sie in Höhe Ihres Brustbeins. Verharren Sie in dieser Haltung etwa eine Minute.

10. Abschluss-Übung

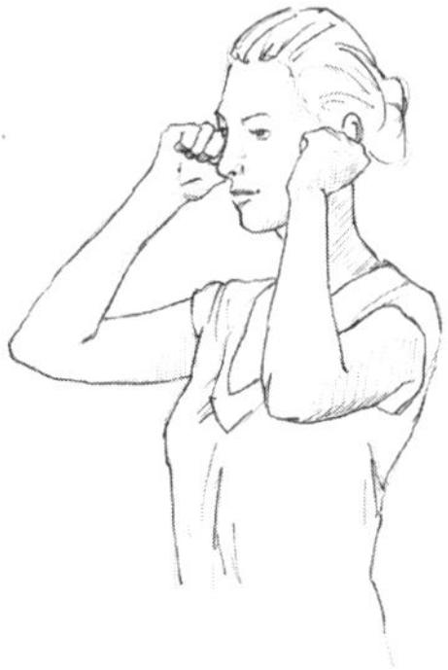

Senken Sie Ihre Hände und ballen Sie diese gleichzeitig zu Fäusten. Nun heben Sie die Hände bis auf Höhe Ihrer Ohren und atmen durch die Nase ein. Jetzt senken Sie die Hände wieder und strecken die Finger dabei vor Ihren Oberschenkeln aus. Atmen Sie durch den Mund wieder aus. Zum Schluss reiben Sie sich die Hände und reiben sie danach über Ihr Gesicht.

Heilgymnastik Tai Chi Quan

Den geistigen Frieden eines Weisen, die körperliche Robustheit eines Holzfällers und die Gelenkigkeit eines Babys erreicht jeder Mensch, der regelmäßig Tai Chi Quan ausübt. Um die Entstehung dieser Heilübungen ranken sich Sagen und Legenden. Ihr Ursprung liegt vermutlich im Daoismus. Auch Tai Chi Quan beruht auf der Lehre von Yin und Yang. So besitzt jede Bewegung ihren Gegenpart. Auf ein Heben folgt ein Senken, auf ein Vorwärts ein Rückwärts, auf eine schließende Bewegung eine sich öffnende Bewegung, auf ein Energiesammeln ein Energieaussenden. Alles geschieht in einem fließenden Wechsel. Drei Aspekte sind im Tai Chi Quan herausragend: Gesundheit, Selbstverteidigung und Meditation. In den letzten Jahren hat Tai Chi Quan im therapeutischen Bereich weltweit Beachtung erlangt.

Tai-Chi-Übungen sehen immer so aus, als würden sie in Zeitlupe ausgeführt. Die langsamen und gleichmäßigen Bewegungen eignen sich daher für Menschen jeder Altersstufe, ob krank oder gesund. Durch regelmäßige Übungen wird die Harmonie aller Kräfte von Körper, Geist und Seele erreicht. Insgesamt besteht Tai Chi Quan aus 24 Übungen. Unter Obhut eines Tai-Chi-Meisters lassen sich diese am besten erlernen. Erkundigen Sie sich bei Interesse bei Ihrem TCM-Arzt nach geeigneten Adressen. Auch Volkshochschulen bieten gelegentlich Kurse an.

Die Wirkung von Tai Chi Quan

Tai Chi Quan hilft dabei, zu Ruhe und Ausgeglichenheit zu finden. Das regelmäßige Training stärkt Muskeln, Sehnen, Knochen und Gelenke. Es bewahrt so deren Gelenkigkeit und Flexibilität. Auch bei Rückenbeschwerden und Bandscheibenschäden wirken die Übungen lindernd und stabilisierend.

Darüber hinaus stärken die Übungen den Gleichgewichtssinn, das Immunsystem, Herz und Kreislauf sowie die Verdauung. Sie wirken blutdrucksenkend, helfen bei Angstzuständen und Depression, lindern Stressfolgen und machen gelassener und stabiler.

Tai-Chi-Quan-Übungen für zuhause

Am besten führen Sie die Bewegungen im Freien oder in einem gut gelüfteten Raum durch. Schon 20 Minuten Üben stärkt Ihr Wohlbefinden sichtbar. Entweder üben Sie morgens gleich nach dem Aufstehen, um so gut in den Tag zu kommen. Oder Sie setzen Ihre Übungszeit für den Abend an, um so leichter von den Belastungen des Alltags zu entspannen.

Üben Sie in leichten Gymnastikschuhen oder barfuß, je nachdem, ob Sie sich draußen befinden oder drinnen üben. Ihre Kleidung sollte locker anliegen und nicht beengen.

Ihre Körperhaltung ist entspannt und aufrecht. Ihr Blick ist nach vorne gerichtet. Ihre Beine stehen etwa hüftbreit auseinander. Die Kniegelenke sind dabei leicht angewinkelt. Versuchen Sie sich vorzustellen, wie alles Schwere nach unten in den Boden sinkt.

Alle Ihre Bewegungen sind langsam und fließend. Wenn ein Teil des Körpers in Bewegung ist, so verharrt der übrige Körper in entspannter Ruhe. Jede Bewegung hat ihren Ursprung in den Füßen, wird von den Hüften gelenkt und wirkt durch Ihre Finger.

Atmen Sie ruhig und gleichmäßig durch die Nase. Das Einatmen erfolgt bei schließenden Bewegungen; das Ausatmen bei sich öffnenden Bewegungen.

Stellen Sie sich für einige der Übungen einen Wecker. Nach einigem Üben bekommen Sie selbst ein Gefühl für die Steh- und Ruhezeiten. Am besten führen Sie die Übungen nacheinander durch. Wenn Sie nur wenig Zeit haben, können Sie die Stellungen aber auch einzeln üben.

1. Grundstellung

1. Ihre Füße stehen hüftbreit auseinander. Stellen Sie Ihre Fußspitzen leicht einwärts. Ihr Körpergewicht ruht auf dem vorderen Teil Ihrer Füße. Ihre Arme hängen locker an den Seiten.
2. Ihre Knie sind leicht gebeugt und zeigen etwas zueinander. Halten Sie Ihren Rücken gerade. Ihr Blick ist nach vorne gerichtet.

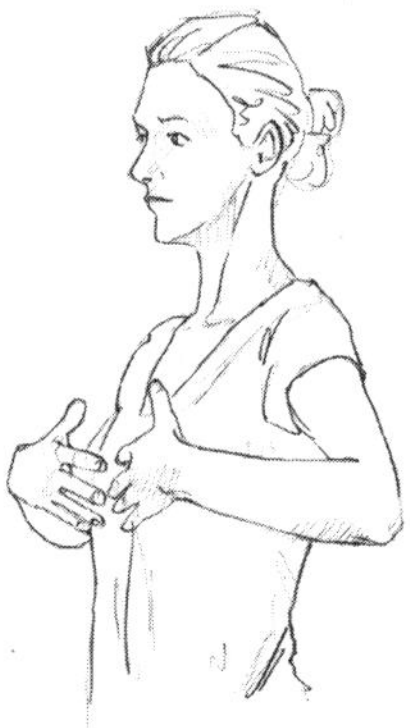

3. Führen Sie nun Ihre Hände mit den Fingerspitzen zueinander und den Handflächen zum Körper etwa auf Brusthöhe. Der Abstand zwischen Ihren Fingerspitzen beträgt etwa zehn Zentimeter.
4. Atmen Sie langsam und tief, schließen Sie leicht Ihre Augenlider und lassen Sie Ruhe in Ihr Gemüt einziehen. Stehen Sie fünf bis zehn Minuten lang.

2. Gehen

1. Nehmen Sie wieder die Grundstellung ein. Ihre Knie sind leicht gebeugt, Ihr Rücken ist gerade, der Blick nach vorne gerichtet, Ihre Arme hängen locker nach unten.
2. Heben Sie nun Ihre Arme nach vorne auf Schulterhöhe. Die Handflächen zeigen dabei nach unten, die Hände sind locker. Verlagern Sie nun Ihr Körpergewicht langsam auf Ihren rechten Fuß.

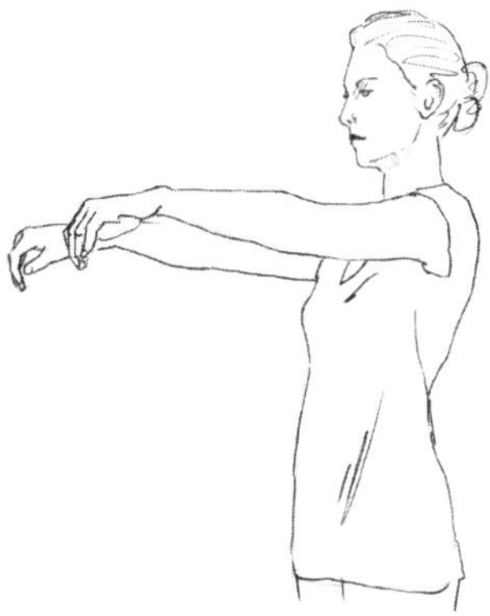

3. Heben Sie dann Ihren linken Fuß, beginnend mit der Ferse, und setzen Sie ihn schwebend und langsam etwa eine Fußlänge weit nach vorne. Ihre Ferse setzen Sie zuerst auf. Verlagern Sie das Gewicht langsam auf den linken Fuß.
4. Lösen Sie nun langsam Ihren rechten Fuß vom Boden und heben Sie Ihre Arme dabei über den Kopf. Die Handflächen sind nach wie vor zum Boden gerichtet und bilden eine Art Dach vor Ihrem Kopf.
5. Ziehen Sie nun Ihren rechten Fuß kreisförmig an Ihrem linken Fuß vorbei und setzen ihn nach vorne mit der Ferse auf. Verlagern Sie das ganze Gewicht auf den rechten Fuß.
6. Setzen Sie das Gehen so fort. Am Schluss sollten die Füße wieder in der Ausgangsstellung stehen.
7. Danach führen Sie die beschriebene Bewegung nach rückwärts aus. Wiederholen Sie die Übung achtmal.

3. Das Qi wecken

1. Sie stehen in der Grundstellung. Ihre Arme hängen locker nach unten, Ihre Handflächen zeigen nach hinten.
2. Heben Sie nun langsam Ihre Arme bis etwa auf Schulterhöhe nach vorne, ohne dabei die Ellenbogen durchzustrecken. Die Hände bleiben dabei locker nach unten hängen. Strecken Sie dann Ihre Hände langsam aus.

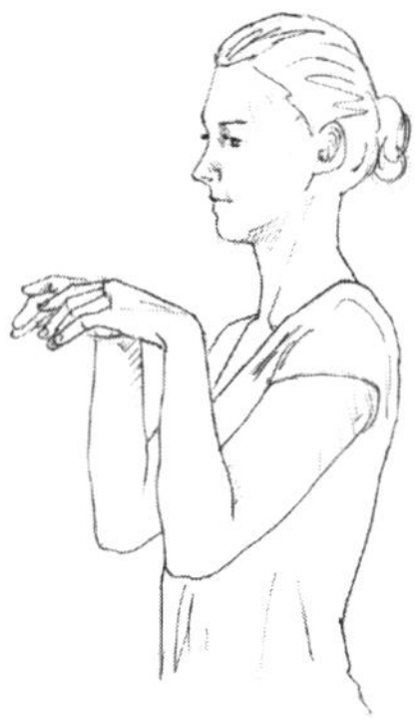

3. Senken Sie langsam Ihre Ellenbogen und ziehen Sie dadurch die Handgelenke zum Körper. Die Hände sind locker angewinkelt.
4. Lassen Sie nun Ihre Unterarme und Hände langsam in die Ausgangsposition zurücksinken.

4. Halte den Himmel

1. Sie stehen in der Grundstellung. Legen Sie Ihre Hände mit verschränkten Fingern wie eine Schale vor Ihrem Unterleib zusammen. Ihre Handflächen zeigen dabei nach oben.
2. Heben Sie langsam Ihre Arme vor Ihrem Körper nach oben. Dabei drehen Sie Ihre Hände so, dass die Handflächen nach vorne zeigen.

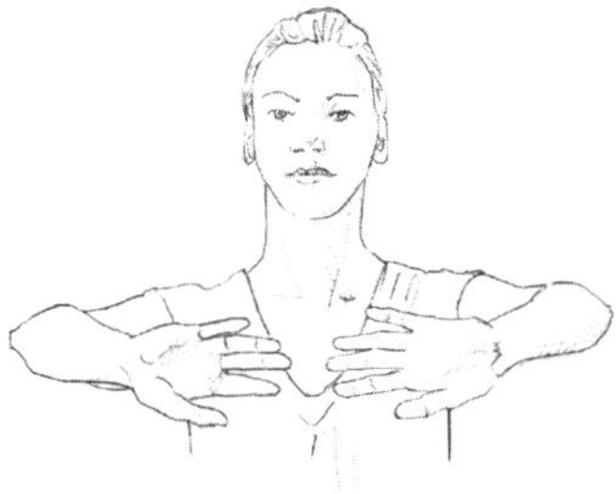

3. Sobald die Arme über dem Kopf fast ausgestreckt sind, zeigen die immer noch ineinander verschränkten Handflächen nach oben. Halten Sie diese Position für einige Atemzüge. Ihre Schultern sind dabei locker und entspannt. Senken Sie dann Ihre gefalteten Hände über dem Kopf etwas ab.
4. Führen Sie dann Ihre Arme in einem weiten Bogen auseinander. Die Hände sind dabei abgewinkelt. Ab Schulterhöhe strecken Sie die Handgelenke leicht durch.

5. *Halte die Erde*

1. Stehen Sie in der Grundstellung und erweitern Sie dann Ihren Stand zu einer Grätsche. Ihr Rücken ist aufrecht, der Blick nach vorne gerichtet. Die Arme hängen locker an den Seiten.
2. Beugen Sie nun Ihre Knie im rechten Winkel ab. Der Rücken bleibt gerade. Die Hüfte ziehen Sie leicht nach vorne. Verteilen Sie Ihr Gewicht gleichmäßig auf beide Füße.

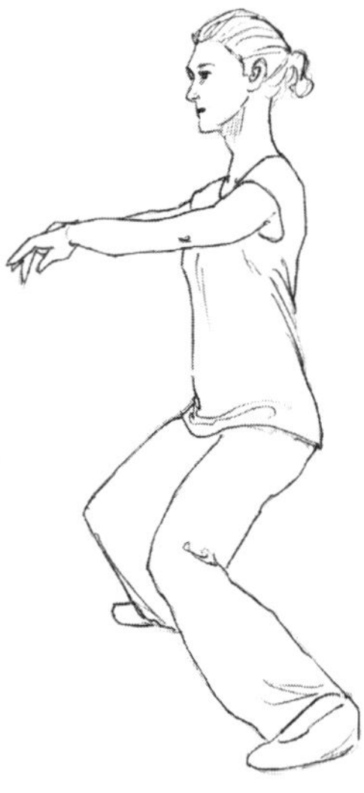

3. Heben Sie Ihre Arme seitlich an, sodass sie einen leichten Bogen bilden, die Handflächen zeigen zum Boden. Atmen Sie ruhig ein und aus, begeben sich dann in die Grundstellung und bleiben noch einmal fünf Minuten stehen.

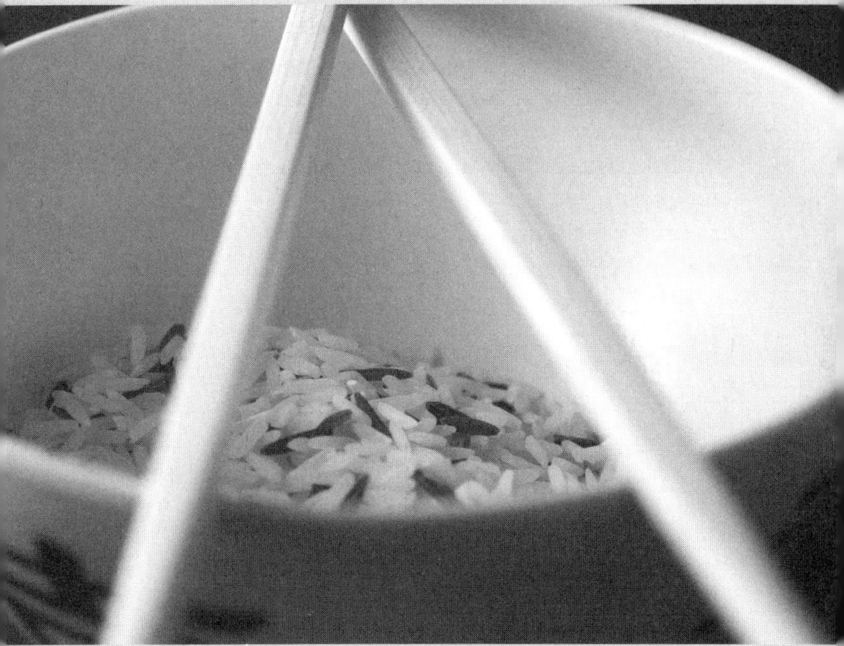

Kapitel 5

Ernährung nach den Fünf Elementen

Essen ist in der chinesischen Lehre nicht nur eine Lebenskunst, sondern auch ein wichtiges Mittel zur Gesunderhaltung und Heilung. Eine perfekte Mahlzeit zeichnet sich durch Ausgewogenheit zwischen Yin- und Yang-Zutaten sowie deren Zuordnung im Rahmen der Fünf Elemente aus. Auch die Temperatur, die Farbe, das Aroma und der Geschmack sollten einen harmonischen Gesamteindruck hinterlassen. Hell und dunkel, mild und scharf, kalt und heiß bilden bei einem Gericht eine perfekte Komposition, die die Harmonie des Universums spiegelt.

Da wir die Eigenschaften der Nahrungsmittel auch auf unsere Lebenssituation und unseren Gesundheitszustand übertragen können, ist es uns leicht möglich, die passenden Lebensmittel, Gewürze und Zubereitungsmethoden herauszufinden.

Das Temperaturverhalten der Nahrungsmittel

Das Temperaturverhalten von Lebensmitteln spiegelt deren energetische Wirkung auf den Organismus wider. In der chinesischen Küche werden warme, kurz gegarte Gerichte mit wenig Fett bevorzugt, da sie den Stoffwechsel entlasten und die Essenz der Nahrung »Gu« leichter in die Lunge aufsteigen kann. Ob vegetarisch oder vollwertig, ist letztlich Geschmackssache. Grundsätzlich empfiehlt sich die Aufnahme von reichlich leicht gegartem Getreide und Gemüse sowie frischen Früchten. Dazu können Sie nach Belieben kleine Mengen an Fleisch, Fisch oder Milchprodukten kombinieren. Ein Zuviel von Letzterem begünstigt die Schleimansammlung im Körper. Scharfe und heiße Nahrungsmittel sollten weniger häufig auf dem Speiseplan stehen.

Verwenden Sie immer möglichst frische, naturbelassene Produkte.

Kaufen Sie saisonal ein, so gehen Sie sicher, dass Obst und Gemüse reif geerntet werden und reich an wertvollen Inhaltsstoffen sind.

Versuchen Sie, Ihre Zutaten energetisch ausgewogen zu kombinieren. Zur Inspiration besorgen Sie sich Kochbücher der chinesischen und allgemein der asiatischen Küche.

Bereiten Sie Ihre Gerichte in Ruhe zu und genießen Sie die Speisen mit voller Aufmerksamkeit und Genuss.

Kalt	Avocados, Bier, grüner Tee, Gurken, Joghurt, Mineralwasser, Tomaten, Sojasauce, Spargel, Zucchini, Kürbis, Safran, Wildfleisch
Kühl	Kräutertee, Äpfel, Birnen, Mandarinen, Brokkoli, Salate, Sojabohnen, Weizen, Reis, Tofu, Ente, Pute
Neutral	Eier, Butter, Milch, Sauermilcherzeugnisse, Getreide, Kartoffeln, Möhren, Kohl, Pilze, Mais, Hülsenfrüchte, Feldsalat, Trauben, Feigen, Nüsse, Rindfleisch
Warm	schwarzer Tee, Kaffee, Kakao, Wein, Kokosmilch, Essig, Rote Bete, Lauch, Zwiebeln, getrocknete Kräuter und Gewürze, Sonnenblumenkerne, Pfirsich, süße Melonen, Papayas, Pflaumen, Beeren, Kirschen, die meisten Fischsorten, Huhn/Hähnchen, die meisten Käsesorten
Heiß	hochprozentige alkoholische Getränke, Fenchel, weißer Rettich, Paprika, Ananas, Aprikosen, scharfe Gewürze, gegrilltes Fleisch

Die Geschmacksrichtungen der Nahrungsmittel

Neben ihrer thermischen Wirkung werden die Nahrungsmittel gemäß der Fünf Elemente und hier je nach ihrem Geschmack zugeordnet. Wenn Sie sich im Rahmen der Fünf-Elemente-Lehre ernähren möchten, sollten Sie die Zutaten gemäß der Jahreszeit und auch passend zu Ihrer Konstitution auswählen. Damit alle Organe ausreichend ernährt werden, sollten in jeder Mahlzeit alle fünf Geschmacksrichtungen vorkommen. Gerichte des Elements Erde können Sie immer genießen, da diese für einen harmonischen Energiefluss sorgen.

Metall – scharf

Scharfes löst Hitze aus, und Energie entfaltet sich nach außen. Es löst Blockaden und wirkt zerstreuend. Diese Wirkung entspricht der Lunge. Wirksam ist Scharfes beispielsweise bei Erkältungskrankheiten.

Nahrungsmittel: Basilikum, Brunnenkresse, Cayennepfeffer, Dill, Fenchel, Ingwer, Knoblauch, Kohlrabi, Koriander, Lauch, Lorbeer, Majoran, Muskat, Minze, Rettich, Rosmarin, schwarzer Pfeffer, Sojaöl, Spinat, Weizenkeime, Zwiebel

Erde – süß

Süßes wirkt entspannend, befeuchtend, Qi-aufbauend und regulierend. Es wirkt auf die Körpermitte und löst Leber-Qi-Blockaden auf.

Nahrungsmittel: Ananas, Apfel, Aubergine, Bambussprosse, Banane, Birne, Buchweizen, Ei, Ente, Erbse, Erdbeere, Erdnuss, Feige, Gans, Garnele, Grüne Bohne, Gurke, Hering, Himbeere, Hirse, Honig, Huhn/Hähnchen, Kartoffel, Käse, Kirsche, Kohl, Kopfsalat, Kürbis, Lamm, Litschi, Mais, Makrele, Mandarine, Mandel, Mango, Mangold, Milch, Möhre, Mu-Err-Pilz, Mungbohne, Olive, Papaya, Pfirsich, Pflaume, Reis, Rettich, Rindfleisch, Rote Bete, Safran, Sardine, Sesam, Sellerie, Sesamöl, Sojabohne, Spargel, Thunfisch, Tofu, Tomate, Traube, Walnuss, Weizen, Zucchini

Holz – sauer

Sauer entspannt Leber sowie Gallenblase und wirkt abkühlend bei innerer Unruhe.
Nahrungsmittel: Birne, Erdbeere, Forelle, Himbeere, Käse, Lauch, Mandarine, Mango, Olive, Pflaume, Tomate, Weinessig

Feuer – bitter

Bitterer Geschmack wirkt trocknend, entzündungshemmend und dämpfend. Nahrungsmittel dieser Geschmacksrichtung unterstützen die Leber und wirken ausgleichend bei Überbelastung und Nervosität.
Nahrungsmittel: Kohlrabi, Kürbis, Papaya, Roggen, Romanasalat, Schalotte, Sellerie, Spargel, Steckrübe, Tomate, Weinessig, weißer Pfeffer

Wasser – salzig

Salzige Lebensmittel wirken schleimlösend, erweichend, befeuchtend und abführend. Zu viel Salz schwächt die Nierenenergie.
Nahrungsmittel: Algen, Agar-Agar, Auster, Gerste, Hühnerinnereien, Krebs, Meeresfrüchte, Miesmuschel, Sardine, Schweinefleisch

Immunstärkende Sieben-Tage-Ernährungskur nach den Fünf Elementen

Alle Zutaten für die folgenden Rezepte erhalten Sie im gut sortierten Supermarkt oder im Asialaden. Selbstverständlich können Sie alle Rezepte untereinander tauschen und die Kur auch nach Belieben verlängern. Bei den Getränkeempfehlungen handelt es sich um Tees mit besonderer Wirkungskraft (→ hierzu auch Seite 51ff.). Ansonsten achten Sie bitte darauf, dass Sie ausreichend gutes, frisches Wasser über den Tag trinken, und verzichten Sie zwischen den Hauptmahlzeiten auf gehaltvolle Zwischenmahlzeiten, um Ihre Organe zu entlasten.

Frühstück

Hühner-Reissuppe

Das Frühstück besteht an allen Tagen aus einer Tasse Hühner-Reissuppe. Am besten kochen Sie für Ihre einwöchige Kur aus einem Suppenhuhn Hühnerbrühe auf Vorrat.

1 Suppenhuhn • 1 Prise Salz • 1 Bund Suppengrün • 4 Knoblauchzehen • 1 TL Ingwer, gehackt • 250 g Reis • Schnittlauch, gehackt (alternativ TK)

1. In einem Topf zwei Liter Wasser mit einer Prise Salz zum Kochen bringen, das Huhn, Suppengrün, den geschälten und gehackten Knoblauch sowie den Ingwer hineingeben und bei kleiner Hitze offen eineinhalb Stunden garen.

2. Die Brühe durch ein Sieb gießen und erkalten lassen. Das Fett abschöpfen.
3. Den Reis in einem Topf mit etwas Salzwasser garen und in die Brühe geben, mit gehacktem Schnittlauch würzen.

Reis als Beilage

Als Beilage zu den Mittagsgerichten gibt es immer eine Tasse gekochten, ungesalzenen Reis, zum Beispiel Kleb- oder Duftreis. Dazu geben Sie pro Person eine halbe Tasse Reis und die 1,5-fache Menge Wasser in den Topf und erhitzen das Ganze. Sobald der Reis kocht, einen Deckel aufsetzen und vom Herd ziehen. Danach 20 Minuten quellen lassen.

1. Tag

Frühstück

Eine Tasse Hühner-Reissuppe (→ linke Seite) und eine große Tasse Pu-Erh-Tee (→ Seite 51).

Mittagessen
Hähnchen mit Ingwer und Lauch

1 Hähnchen • 2 Frühlingszwiebeln • 3 Scheiben frischer Ingwer • 1 EL Salz • 1 TL Fünf-Gewürze-Pulver • 1 EL Reiswein • ½ Tasse in Streifen geschnittener Lauch • ⅓ Tasse in Streifen geschnittener, frischer Ingwer • 2 EL Sesamöl

1. Lauchstreifen und Ingwer platt klopfen. In einer Schüssel Salz, Fünf-Gewürze-Pulver und Reiswein verrühren.

2. Das Hähnchen waschen, mit Küchenpapier abtupfen, mit der Gewürzmischung außen und innen einreiben, in eine Schüssel geben und eine halbe Stunde ziehen lassen.
3. Die Schüssel mit dem Hähnchen, Lauch und Ingwer in einen Topf stellen. Ein wenig Wasser eingießen und in rund 50 Min. bei kleiner Hitze dämpfen.
4. Das Hähnchen zehn Minuten abkühlen lassen und in mundgerechte Stücke schneiden. Mit Frühlingszwiebeln und Ingwerstreifen anrichten und heißes Öl darübergießen.
5. Dazu gibt es eine große Tasse Pu-Erh-Tee.

Abendessen
Mu-Err-Suppe

6 getrocknete chinesische Pilze, zum Beispiel Mu Err • 500 g Wassermelone • 750 ml Hühnerbrühe • 1 Scheibe gekochter, magerer Schinken • 1 EL Maisstärke

1. Die Pilze zehn Minuten mit etwas Wasser einweichen. Das Einweichwasser abgießen und die Pilzkappen vierteln. Die Melone schälen, entkernen und das Fruchtfleisch in mundgerechte Stücke schneiden.
2. Hühnerbrühe, Melonenstücke und Pilze in einem Topf zum Kochen bringen, offen 15 Minuten bei kleiner Hitze köcheln lassen. Mit Maisstärke binden.
3. Schinken in feine Streifen schneiden und vor dem Servieren in die Suppe geben.
4. Dazu gibt es eine Tasse Pu-Erh-Tee.

2. Tag

Frühstück

Eine Tasse Hühner-Reissuppe (→ Seite 92), dazu eine große Tasse Drei-Blumen-Trank (→ Seite 53).

Mittagessen
Rotbarsch mit Paprika-Pilzgemüse und pikanter Sauce

500 g Rotbarschfilet • 1 TL frische, gehackte Ingwerwurzel • 1 EL Reiswein • 1 rote Paprikaschote • ½ Tasse Champignons • 1 fein gehackte Knoblauchzehe • 1 EL fein gehackte Schalotten • 2 EL Sojaöl • 1 TL Stärke • je 1 Prise Salz, Zucker und Pfeffer • 5 EL Hühnerbrühe • 1 EL Tomatenmark • 1 EL dunkle Sojasauce • 1 EL Reisessig

1. Den Fisch waschen und trocken tupfen. Ingwer und Reiswein mischen und den Fisch damit rundum einreiben, 15 Minuten ziehen lassen.
2. Paprika und Pilze putzen und in Streifen schneiden.
3. Hühnerbrühe, Tomatenmark, Sojasauce und Reisessig mischen.
4. In einer Pfanne Öl erhitzen und den Knoblauch darin anschwitzen, bis er zu duften beginnt; dann die Schalotten hineingeben und andünsten.
5. Den Fisch einlegen und bei kleiner Hitze zugedeckt 15 bis 20 Minuten schmoren. Nach der Hälfte der Garzeit den Fisch wenden. Herausnehmen und warm stellen.
6. Paprika und Pilze in der Pfanne anbraten, mit der Sauce ablöschen, die Gewürze zugeben und mit der in etwas kaltem Wasser angerührten Stärke binden. Nochmals aufkochen und über den Fisch gießen.
7. Dazu gibt es eine Tasse Drei-Blumen-Trank.

Abendessen
Lachssuppe mit Erbsen und Frühlingszwiebeln

5–6 getrocknete Mu-Err-Pilze • ½ TL Salz • 100 g Lachsfilet • 1 EL Sojaöl • 1 TL Sojasauce • ½ TL Honig • 1 EL TK-Erbsen • 1 EL Frühlingszwiebeln, fein gehackt • 1 Scheibe frischer Ingwer, fein gehackt • 2 zerdrückte Knoblauchzehen • 1 TL Maisstärke

1. Pilze eine Stunde einweichen, dann klein schneiden; das Lachsfilet in feine Streifen schneiden.
2. Frühlingszwiebeln, Knoblauch, Ingwer und Pilze mit Öl im Wok etwa eine Minute schmoren; das Lachsfilet und die Erbsen zufügen und unter Umrühren nochmals eine halbe Minute schmoren.
3. Sojasauce, Salz und Honig darunterrühren.
4. Die Suppe mit Maisstärke abbinden.
5. Dazu eine große Tasse Drei-Blumen-Trank trinken.

3. Tag

Frühstück

Eine Tasse Hühner-Reissuppe (→ Seite 92), dazu eine große Tasse Tienchi-Danshen-Tee (→ Seite 52).

Mittagessen
Hähnchen mit Sellerie und Ingwer

1 Hähnchen • 1 EL rote Chili, gehackt • 1 TL Cayennepfeffer • 2 EL scharfe Bohnensauce (Doubanjiang, Asialaden) • ½ EL Ingwer, gehackt • ½ TL Knoblauch, gehackt • 2 TL Salz • 1 TL Zucker • ½ TL schwarzer Reisessig • 1 EL Reiswein • 2 TL Maisstärke • 2 EL Frühlingszwiebeln, gehackt • 2 EL Bleichsellerie, gehackt • ½ Tasse Sojaöl

1. Das Hähnchen waschen, trocken tupfen und mit Haut und Knochen in etwa acht Teile hacken. In einer Pfanne das Öl heiß werden lassen und die Fleischstücke darin zwei Minuten scharf anbraten.
2. Cayennepfeffer, Chili und Bohnensauce hinzufügen und zwei Minuten braten.
3. Mit Reiswein, Ingwer, Knoblauch, Salz, Zucker, Essig und einer Tasse heißem Wasser zugedeckt 15 Minuten bei kleiner Hitze garen. Mit der Maisstärke binden, Sellerie und Frühlingszwiebeln dazugeben.
4. Dazu gibt es eine Tasse Tienchi-Danshen-Tee.

Abendessen
Suppe mit Glasnudeln und Krabben

3 Shiitake-Pilze • 10 g Glasnudeln • 110 g magere Hähnchenbrust • 1 EL Mehl • je 1 Prise Salz und Pfeffer • 2 EL Sojaöl • 6 Tassen Hühnerbrühe (Instant) • ½ Tasse Bambussprossen • 1 Stück Lauch, in dünne Scheiben geschnitten • 50 g Krabben • 2 EL Maisstärke • je 2 EL Sojasauce und Reisessig • 3 Eier • 1 EL getrocknete Chilis, gehackt

1. Shiitake-Pilze und Glasnudeln jeweils in etwas Wasser einweichen.
2. Das Fleisch in hauchdünne, ungefähr zwei Zentimeter lange Streifen schneiden und mit Mehl, Salz und Pfeffer mischen.
3. In einer Pfanne das Sojaöl erhitzen und das Fleisch darin unter Rühren bei mittlerer Hitze anbraten.
4. Mit Hühnerbrühe ablöschen und aufkochen. Bambussprossen, Lauch, Pilze, die Glasnudeln und Krabben zufügen. Sojasauce und Essig unterrühren.

5. Die Eier in einer Schüssel verquirlen und in die Suppe rühren. Bei kleiner Hitze zwei Minuten kochen. Mit Salz, Pfeffer und Chilis würzen. Die Stärke in etwas kaltem Wasser anrühren und unterrühren. Die Suppe noch einmal kurz aufkochen.
6. Dazu gibt es eine große Tasse Tienchi-Danshen-Tee.

4. Tag

Frühstück

Eine Tasse Hühner-Reissuppe (→ Seite 92), dazu eine große Tasse Dong-Ling-Tee (→ Seite 52).

Mittagessen
Rührei mit Pilzen und Ingwer

4 bis 6 Mu-Err-Pilze • ½ Tasse Shiitake-Pilze (oder Champignons) • 5 Eier • 1 EL dunkle Sojasauce • 2 EL Sojaöl • 1 Knoblauchzehe, fein gehackt • 1 EL Ingwer, fein gehackt • ½ Tasse Mungbohnensprossen • 1 Prise Salz • Pfeffer

1. Die getrockneten Pilze einweichen. Drei Esslöffel von dem Einweichwasser abnehmen. Pilze klein schneiden.
2. In einer Schüssel die Eier verquirlen und Pilzbrühe und Sojasauce unterrühren.
3. In einer Pfanne das Öl erhitzen und Knoblauch sowie Ingwer kurz anbraten. Pilze unterrühren. Nach einer Minute die Bohnensprossen dazugeben und eine Minute braten. Die Eiermasse zugießen und bei kleiner Hitze stocken lassen. Mit Salz und Pfeffer würzen.
4. Dazu gibt es eine große Tasse Dong-Ling-Tee.

Abendessen
Gemüse-Putencurry mit Kokosmilch

50 g Reis (zum Beispiel Jasminreis) • 100 g Putenschnitzel • 50 g Mu-Err-Pilze, eingeweicht • 25 g TK-Erbsen • 100 ml Kokosmilch • 100 ml Hühnerbrühe • 1 kleine Zwiebel • 6 Korianderstängel • 1 Prise Salz • 2 EL Sojaöl • 1 Prise schwarzer Pfeffer • 2 EL Mehl • 3 TL Currypulver

1. Die Zwiebel schälen und fein würfeln. Die Pilze vierteln. Putenschnitzel würfeln. In einer Pfanne einen Esslöffel Öl erhitzen und das Fleisch darin anbraten. Salzen und pfeffern. Das Fleisch herausnehmen.
2. Erneut einen Esslöffel Öl in die Pfanne geben und die Pilze darin rund fünf Minuten braten. Zwiebel zufügen und unter Rühren zwei Minuten braten.
3. Pilze mit Mehl und Curry bestäuben. Kokosmilch und Geflügelfond zugießen. Die Erbsen dazugeben und vier Minuten bei kleiner Hitze garen. Mit Salz und Pfeffer abschmecken. Koriander grob hacken. Mit dem Fleisch in die Pfanne geben und ziehen lassen.
4. Dazu gibt es eine große Tasse Dong-Ling-Tee.

5. Tag

Frühstück

Eine Tasse Hühner-Reissuppe (→ Seite 92), dazu eine große Tasse Ling-Zhi-Tee (→ Seite 54)

Mittagessen
Schweinerippchen mit Bohnensauce

700 g Schweinerippchen • 2 EL gekochte schwarze Bohnen • 1 Knoblauchzehe, gehackt • 2 EL dunkle Sojasauce • 1 TL Maisstärke • 1 EL Zucker • 1 Frühlingszwiebel, gehackt

1. Die Rippchen klein hacken und in eine Schüssel geben.
2. Bohnen abspülen, abtropfen lassen und zerdrücken. Mit Knoblauch, Sojasauce, Stärke und Zucker vermischen. Die Sauce auf den Rippchen verstreichen.
3. Die Schüssel in einen Topf stellen. Etwas Wasser in den Topf gießen und den Topf mit einem Deckel verschließen. Das Wasser zum Kochen bringen und die Rippchen bei kleiner Hitze in rund 55 bis 60 Minuten dämpfen.
4. Zum Schluss die Frühlingszwiebel über die Rippchen streuen und heiß servieren.
5. Dazu gibt es eine große Tasse Ling-Zhi-Tee.

Abendessen
Hähnchen-Mais-Suppe mit Koriander

50 g Hähnchenfleisch • 1 EL Reiswein • 2 EL Sojaöl • Pfeffer • 1 Prise Salz • 1 Ei • 1 TL helle Sojasauce • 6 Tassen Hühnerbrühe • 200 g Mais (Dose) • 1 Prise Salz • Pfeffer • ½ TL Sesamöl • 1 EL gehackte Korianderblätter

1. Hühnerfleisch in Streifen schneiden und mit dem Reiswein vermischen. In einer Pfanne das Öl erhitzen und das Fleisch in einer Minute unter Rühren braun braten. Mit Pfeffer und Salz würzen und warm stellen.
2. In einer Schüssel das Ei verquirlen und mit der Sojasauce vermischen. Hühnerbrühe aufkochen und die Eimischung einrühren. Mais und Hühnerfleisch zugeben.
3. Die Suppe abschmecken und nochmals aufkochen. Sesamöl darüberträufeln und mit Koriander bestreut servieren.
4. Dazu gibt es eine große Tasse Ling-Zhi-Tee.

6. Tag

Frühstück

Eine Tasse Hühner-Reissuppe (→ Seite 92), dazu eine große Tasse Acht-Schätze-Tee (→ Seite 53).

Mittagessen
Rindfleisch mit süß-saurer Sauce

300 g Rindfleisch • 2 EL Sojaöl • 1–2 EL Stärke • 1 EL Reiswein • Pfeffer • 5 EL Hühnerbrühe • 1 EL dunkle Bohnensauce (Asialaden) • 2 EL Sojasauce • 1 EL Reisessig • 1 TL Zucker • 1 EL Zwiebeln, fein gehackt • 1 TL Ingwer, fein gehackt

1. Rindfleisch in hauchdünne, rund fünf Zentimeter lange Streifen schneiden und in der Stärke wälzen.
2. Die übrigen Zutaten in einer Schüssel vermischen.
3. In einer Pfanne das Sojaöl erhitzen und das Fleisch darin scharf anbraten. Bei kleiner Hitze zugedeckt etwa zehn Minuten schmoren.

4. Die Sauce unterrühren und etwas eindicken lassen. Heiß servieren.
5. Dazu gibt es eine große Tasse Acht-Schätze-Tee.

Abendessen
Tzai-Tang-Gemüsesuppe

1 Mu-Err-Pilz • 1 Frühlingszwiebel • ½ Knoblauchzehe, gehackt • 1 Tomate (Dose), fein geschnitten • 2 Stangen Bleichsellerie, fein gehackt • 3 EL Chinakohl, in Streifen geschnitten • 2 EL Mungbohnenkeime • 1 EL Sojaöl • 2 EL helle Sojasauce • ½ l Hühnerbrühe • Salz • weißer Pfeffer • 1 TL frischer Ingwer, fein gehackt • 1 TL gehackte Korianderblätter

1. Den Mu-Err-Pilz in kaltem Wasser einweichen. In einer Pfanne das Öl erhitzen und die Frühlingszwiebel sowie den Knoblauch glasig dünsten.
2. Pilz abtropfen und klein schneiden. Mit dem Gemüse in die Pfanne geben und alles bei starker Hitze unter Rühren zwei Minuten braten.
3. Mit Sojasauce ablöschen und Hühnerbrühe angießen. Bei kleiner Hitze heiß werden lassen und mit Salz, Ingwer und Pfeffer würzen. Koriander darüberstreuen.
4. Dazu gibt es eine große Tasse Acht-Schätze-Tee.

7. Tag

Frühstück

Eine Tasse Hühner-Reissuppe (→ Seite 92), dazu eine große Tasse grünen Tee (→ Seite 51).

Mittagessen
Chinakohlsalat

750 g Chinakohl • 2 EL Sojaöl • 2 EL Reisessig • 2 EL helle Sojasauce • ½ TL Chilipaste (Sambal Oelek) • Zucker • Salz • schwarzer Pfeffer • 1 EL Sesamöl

1. Chinakohl waschen, der Länge nach halbieren, den Strunk herausschneiden und den Kohl in feine Streifen schneiden. In einer Pfanne das Sojaöl erhitzen und die Chinakohlstreifen darin unter Rühren rund drei Minuten bei mittlerer Hitze andünsten.
2. In einer Schüssel den Reisessig und die Sojasauce verrühren und mit Sambal Oelek, Zucker, Salz, Pfeffer und Sesamöl würzen. Diese Marinade über den heißen Chinakohlsalat geben und gut durchmischen. Lauwarm oder kalt servieren.
3. Dazu gibt es eine große Tasse grünen Tee.

Abendessen
Entenbrust mit Chop Suey

400 g Entenbrust • 3 EL Sojasauce • ¼ TL Chilipaste (Sambal Oelek) • 2 EL Sesamöl • 1 EL Honig • 200g Möhren • 80 g Lauch • 300 g TK-Chop-Suey • 1 EL Sojaöl • schwarzer Pfeffer • 10 g Ingwer

1. Entenbrust waschen, trocken tupfen und die Haut mit einem scharfen Messer rautenförmig einschneiden. In einer Schüssel Sojasauce, Sambal Oelek, Sesamöl und Honig verrühren und die Entenbrust darin rund eine Stunde ziehen lassen.
2. Eine Pfanne erhitzen und die Entenbrust ohne Abtropfen darin bei mittlerer Hitze kräftig anbraten. Übrige Marinade beiseitestellen. Hitze reduzieren und jede Seite rund fünf Minuten weiterbraten.
3. Den Backofen auf 150 °C vorheizen. Die Entenbrust in eine Auflaufform geben und in rund 20 Minuten (Mitte) garen.
4. Möhren putzen, schälen und in feine Streifen schneiden. Lauch putzen und in feine Ringe schneiden.
5. In einer Pfanne Sojaöl erhitzen. Gemüse darin unter Rühren zwei Minuten dünsten. TK-Chop-Suey zufügen und bei kleiner Hitze garen. Übrige Marinade zugeben und mit frisch gemahlenem Pfeffer und frisch geriebenem Ingwer würzen. Entenbrust in Scheiben schneiden und auf dem Gemüse mit dem Reis anrichten.
6. Dazu gibt es eine große Tasse grünen Tee.

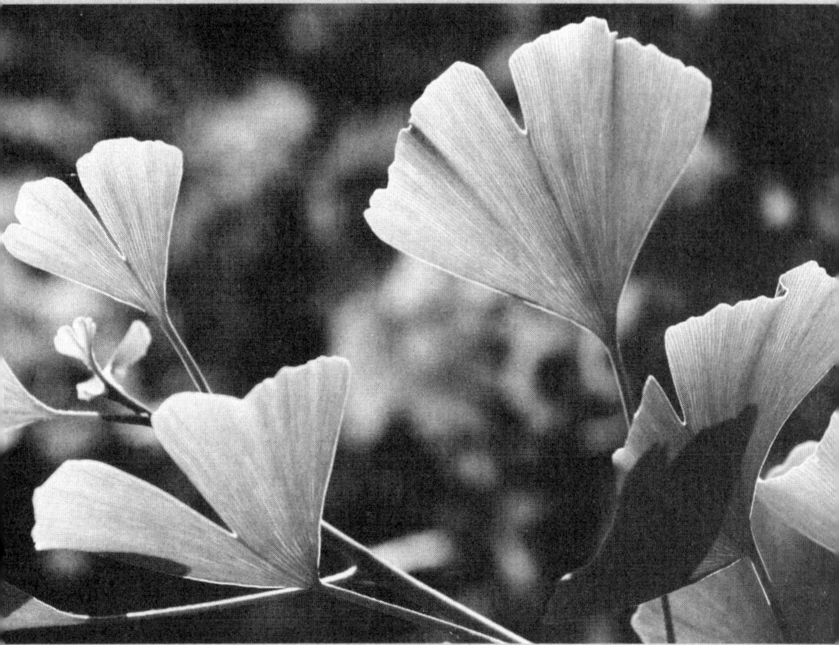

Kapitel 6

Alltagsbeschwerden mit TCM behandeln

Auf den folgenden Seiten finden Sie eine Reihe von Handreichungen aus der Traditionellen Chinesischen Medizin zur Selbstbehandlung bei verschiedenen Alltagsbeschwerden. Für alle Erkrankungen gilt: Sollte sich das Befinden des Patienten nicht innerhalb von drei Tagen gebessert haben, suchen Sie bitte einen Arzt auf. Natürlich können Sie alle Maßnahmen zur Selbstbehandlung auch begleitend zu einer klassisch-schulmedizinischen Therapie einsetzen. Ihr TCM-Arzt kann Ihnen darüber hinaus mit einer individuell abgestimmten Akupunktur- oder Heilkräuterbehandlung helfen.

Beschwerden des Atemsystems

Das Atemsystem gehört zum Zang-Organ Lunge, das von Herz, Milz und den Nieren unterstützt wird und in Wechselwirkung mit diesen Organen steht. Wir nehmen Qi über den Atem aus der Luft auf. Die Lunge verteilt Qi in alle Körperteile. Qi steigt von der Lunge zu den Nieren hinab. Die Milz schickt Nahrungs-Qi zur Lunge. Das Qi der Lunge kann beeinträchtigt werden durch Überanstrengung sowie durch Wind, Kälte und Wärme.

Asthma

Die Symptome von Bronchialasthma sind Kurzatmigkeit, anfallsartige Hustenanfälle, pfeifendes Atemgeräusch sowie Atemnot. In der Regel liegt einer Veranlagung zu Asthma ein Yin-Mangel zugrunde, der durch eine geschwächte Lunge und/oder Nieren zustande kommt. Im Körper sammelt sich dann aus angestauter Flüssigkeit Schleim an, der nicht abtransportiert werden kann. Die Ursachen können vielfältig und in einer einseitigen, eiweißreichen Ernährungsweise, seelischen Nöten durch ungelöste Probleme und Stress, häufigen und nicht ausgeheilten Infekten oder Wettereinflüssen begründet sein. In der chinesischen Heilkunde werden die allergieauslösenden Stoffe dem Wind zugeordnet.

Das Lungen-Qi ist beim Asthmatiker durch den Schleim blockiert. Infolgedessen können auch das Milz- und das Nieren-Qi beeinträchtigt werden.

Das können Sie für sich tun:

Akupressur (→ Seite 60ff.)

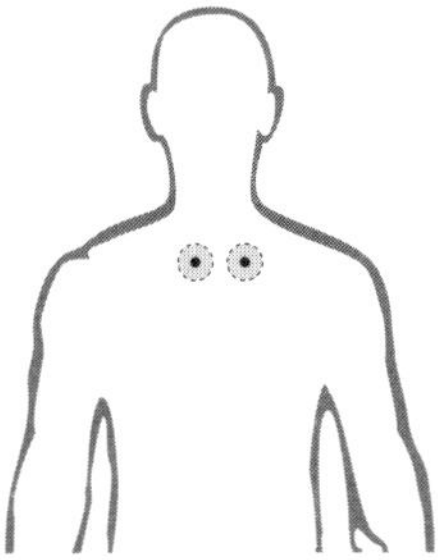

B 12 – Fengmen

Zwischen dem zweiten und dritten Brustwirbel, rechts neben der Wirbelsäule

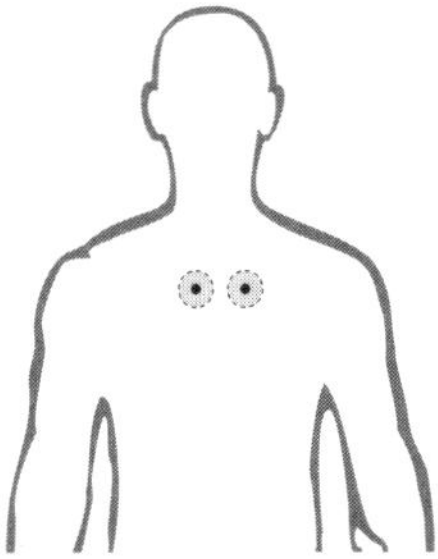

B 13 – Feishu

Zwischen dem dritten und vierten Brustwirbel, rechts neben der Wirbelsäule

Ingwer mit Walnuss

Kauen Sie morgens vor dem Frühstück und abends vor dem Schlafengehen zwei Walnüsse und ein kleines Stück geschälten Ingwer drei Minuten lang gut durch und schlucken diese Paste dann hinunter.

Meerrettichpaste

Raspeln Sie eineinhalb Esslöffel frischen Meerrettich und verrühren Sie ihn mit frisch gepresstem Zitronensaft zu einer dicklichen Paste. Nach Bedarf kauen Sie zwei- bis dreimal täglich einen halben Teelöffel davon.

Qi-Gong-Übungen

Führen Sie täglich einen Übungszyklus Qi Gong durch (→ Seite 74ff.). Dies stärkt und harmonisiert Ihr Qi.

Heilkräutertee

Gut bei Asthma wirkt Ling-Zhi-Tee (bis zu drei Tassen am Tag, → Seite 54).

Bronchitis

Symptome einer Bronchitis sind Brennen und Schmerzen im Brustkorb, ein raues Gefühl im Kehlkopf sowie heftiger Reizhusten. Eine Bronchitis tritt häufig im Zuge von fieberhaften Erkältungen auf. Durch verstopfte Nebenhöhlen trocknen die Schleimhäute aus. Das führt zu Husten und bei schwachem Lungen-Qi zu einer Entzündung der Bronchien. Sind die äußeren Faktoren, wie etwa Wind-Kälte, sehr stark und werden die Symptome nicht schwächer, so erschöpfen sich auch das Milz- und Nieren-Qi. So wandelt sich Wind-Kälte im Körper zu Wind-Hitze um.

Das können Sie für sich tun:

Akupressur (→ Seite 60ff.)

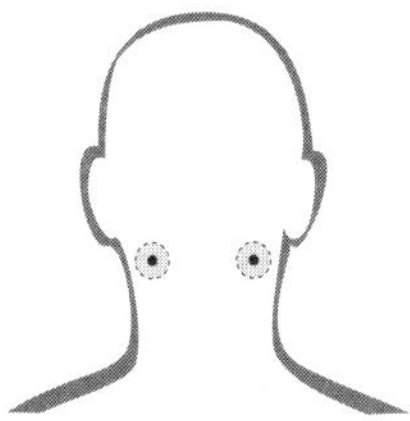

G 20 – Fengchi oder Windteich

Am Ansatz der Nackenmuskeln, am unteren Hinterhauptrand

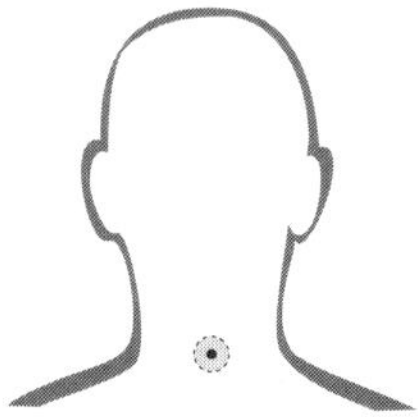

LG 14 – Dazhui

Im Bereich des Lenkergefäßes zwischen dem siebten Halswirbel und dem ersten Brustwirbel

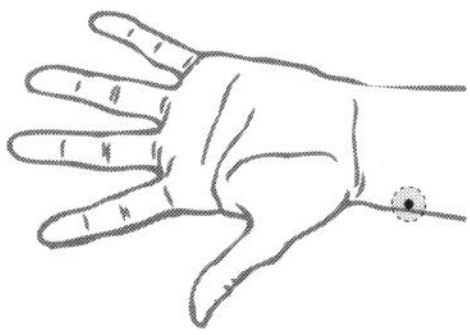

LU 7 – Lieque

Am Ende der Handgelenksquerfalten auf der Seite des Daumens

Fenchel-Ginseng-Tee

Kochen Sie in einem Topf fünf Gramm Fenchelsamen und zwei Gramm getrocknete Ginsengwurzel fünf Minuten in 250 ml Wasser. Trinken Sie die Abkochung möglichst heiß in kleinen Schlucken. Wiederholen Sie die Anwendung drei- bis fünfmal pro Tag.

Birnen-Ingwer-Essenz

Schälen Sie drei reife Birnen und schneiden Sie diese in Würfel. Mischen Sie die Fruchtwürfel mit fünf Gramm fein geschnittenem Lauch und zehn Gramm Ingwerwürfeln. Übergießen Sie die Mischung mit 250 ml 70-prozentigem Alkohol (zum Beispiel Weinbrand) und lassen Sie sie fünf Tage lang ziehen. Nehmen Sie abends vor dem Schlafengehen oder morgens ein bis zwei Esslöffel davon ein. Diese Zubereitung ist für Kinder nicht geeignet!

Möhren-Rettich-Saft

Fünf Teile Rettichsaft mit elf Teilen Möhrensaft mischen und jeden Tag davon einen halben Liter trinken.

Heilkräutertees

Tienshi-Danshen-Tee und Dong-Ling-Tee (bis zu dreimal täglich, → Seite 52).

Kräuterkissen

Füllen Sie zwölf Gramm Süßholz, neun Gramm Ingwerwurzel, sechs Gramm Minzblätter, sechs Gramm Mutterkraut, neun Gramm Magnolienblätter und neun Gramm Lavendel in ein kleines Kissen und legen Sie dieses zum Schlafen unter Ihren Kopf oder Ihr Kopfkissen.

Fieber

Bei Fieber erhöht sich die Körpertemperatur. Ab Temperaturen über 38 °C spricht man nicht mehr von erhöhter Körpertemperatur, sondern von Fieber. Typische Anzeichen sind Schüttelfrost, gerötete Wangen und glasig glänzende Augen sowie später starkes Schwitzen. Fieber ist eine Reaktion des Immunsystems und tritt zusammen mit anderen Erkrankungen auf. Es zeigt sich das Bild von Wind-Hitze. Dauert das Fieber länger, schwächt es das Qi.

Das können Sie für sich tun:

Akupressur (→ Seite 60ff.)

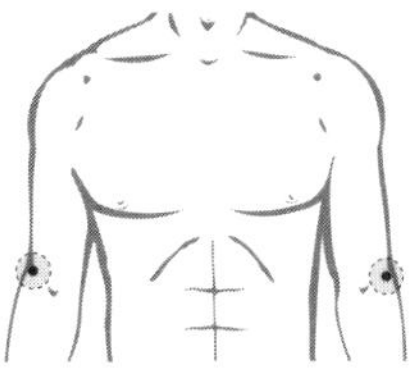

DI 11 – Quchi

Am Ende der äußeren Beugefalte des Ellenbogens; Sie finden den Punkt ganz leicht, indem Sie das Gelenk im rechten Winkel anbeugen.

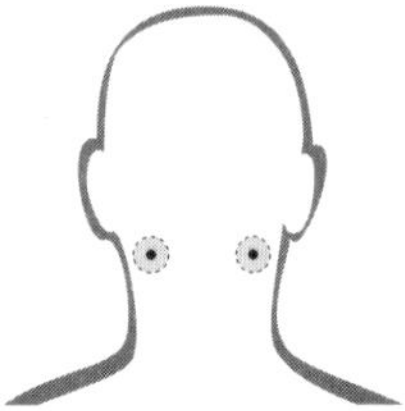

G 20 – Fengchi

Am Ansatz der Nackenmuskeln, am unteren Hirnhauptrand

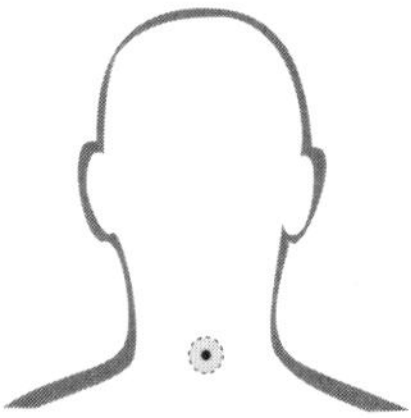

LG 14 – Dazhui

Im Bereich des Lenkergefäßes zwischen dem siebten Halswirbel und dem ersten Brustwirbel

Zitrusfrüchte

Bei einem Fieberschub braucht Ihr Körper viel Vitamin C, am besten aus frischen Zitrusfrüchten wie Orangen oder Zitronen.

Kohl

Das Gemüse ist stark wasserhaltig und enthält ebenfalls reichlich Vitamin C. Bereiten Sie entweder einen frischen Weißkrautsalat zu oder dünsten Sie Chinakohlstreifen mit wenig Salz oder Sojasauce.

Löwenzahnsalat

Bereiten Sie einen frischen Löwenzahnsalat mit etwas Sesamöl, wenig Weißweinessig und zwei klein gehackten Knoblauchzehen zu.

Heilkräutertee

In der Rekonvaleszenz können bis zu drei Tassen Pu-Erh-Tee (→ Seite 51) am Tag guttun.

Grippaler Infekt

Während es sich bei einer Grippe (Influenza) um eine Virusinfektion handelt, die epidemisch auftreten kann und einen schweren Krankheitsverlauf nach sich zieht, ist der grippale Infekt harmloser. Symptome sind ein Schwächegefühl, Frösteln, Glieder-, Kopf- und Muskelschmerzen sowie Appetitlosigkeit. Ein grippaler Infekt beginnt mit Halsschmerzen, manchmal hohem Fieber, starkem Husten und Schnupfen. Er wird häufig bei nasskaltem Wetter übertragen und führt zu den typischen Anzeichen von Wind-Kälte und Wind-Hitze.

Das können Sie für sich tun:

Akupressur (→ Seite 60ff.)

- Akupressurpunkte → »Husten«, Seite 117
- Akupressurpunkte → »Nebenhöhlenentzündung«, Seite 129

Ingwer-Dekokt

Kochen Sie einen Esslöffel frisch geschnittenen Ingwer in zwei Tassen Wasser 20 Minuten lang bei kleiner Hitze. Trinken Sie von dem Dekokt immer schluckweise.

Zitronenpaste

Waschen Sie eine Bio-Zitrone heiß ab und vierteln Sie sie. Pürieren Sie die Fruchtviertel mit Schale und Kernen mit einer Tasse Wasser und trinken Sie tagsüber davon in kleinen Schlucken.

Entgiftender Gemüsesaft

Mischen Sie 500 ml Möhrensaft, 200 ml Selleriesaft, 100 ml Petersiliensaft, 200 ml Saft aus Spinat (mit dem Mixstab pürieren) und trinken Sie davon einen halben bis einen Liter über den Tag verteilt in kleinen Schlucken.

Heilkräutertees

In der Rekonvaleszenz können bis zu drei Tassen Pu-Erh-Tee oder Dong-Ling-Tee (→ Seite 51f.) am Tag guttun.

Heilmassage

In der Rekonvaleszenz kann eine Heilmassage sehr guttun, um den Qi-Fluss zu stärken und zu harmonisieren (→ Seite 63ff.).

Halsschmerzen

Eine Halsentzündung führt meist zu Sprech- und Schluckbeschwerden, Heiserkeit und Trockenheit im Hals- und Rachenbereich. Meist sind die Symptome mit einem Schnupfen verbunden. Verantwortlich dafür sind oft Viren. Wind-Kälte greift die Lunge an und wandelt sich im Körper zu Wind-Hitze.

Das können Sie für sich tun:

Akupressur (→ Seite 60ff.)

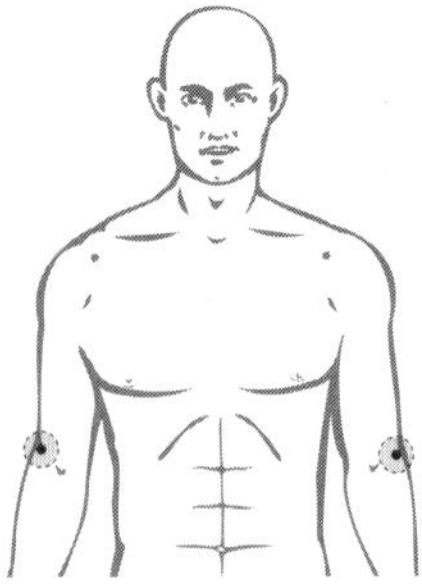

DI 11 – Quchi

Am Ende der äußeren Beugefalte des Ellenbogens bei rechtwinkliger Beugung des Gelenks

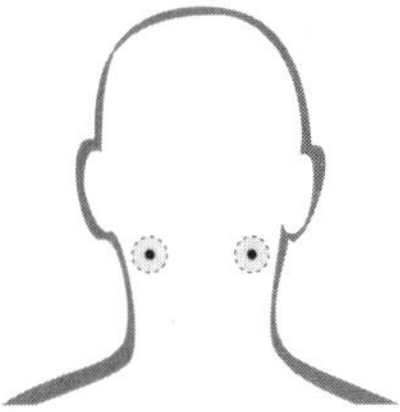

G 20 – Fengchi

Am Ansatz der Nackenmuskeln, am unteren Hinterhauptrand

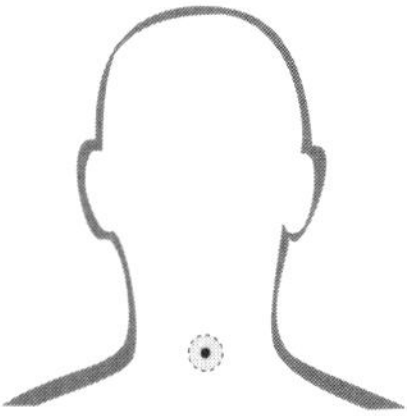

LG 14 – Dazhui

Im Bereich des Lenkergefäßes zwischen dem siebten Halswirbel und dem ersten Brustwirbel, zusätzlich auch den Punkt LU 7 (→ Seite 110) massieren

Heilmassage

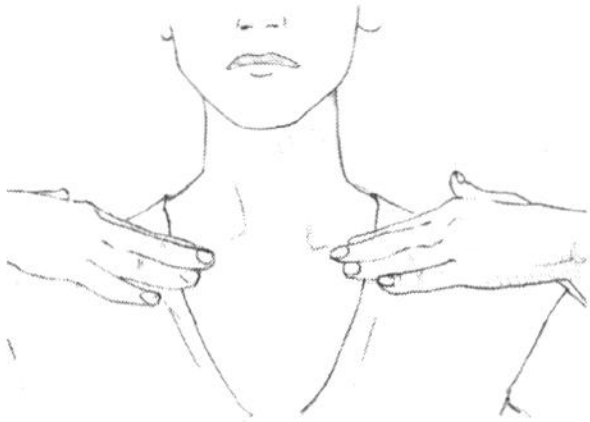

Massieren Sie 20 Sekunden lang sanft den Bereich am Hals zwischen den Schlüsselbeinen.

Orangen-Pfefferminz-Aufguss

Schälen Sie eine Bio-Orange und würfeln Sie die Hälfte davon ganz fein. Mischen Sie sie mit der gleichen Menge an getrockneten Minzblättern. Übergießen Sie die Mischung mit 250 ml kochendem Wasser und lassen Sie sie zehn Minuten lang ziehen. Trinken Sie über den Tag verteilt immer wieder ein paar Schlucke davon.

Heilnahrung

Schneiden Sie eine Handvoll Zuckererbsen und zwei geputzte und geschälte Möhren fein. Erhitzen Sie in einem Topf einen

Esslöffel Olivenöl und dünsten Sie das Gemüse darin fünf Minuten bei kleiner Hitze an. Dazu servieren Sie eine Schüssel mit frischen Litschis und Weintrauben.

Süßholz-Sud

Kochen Sie zwölf Gramm Süßholz in drei Tassen Wasser 30 Minuten bei kleiner Hitze auf die Hälfte ein. Trinken Sie den warmen Sud über ein bis drei Tage verteilt einmal täglich.

Natürlicher Atem (→ Seite 73)

Sobald es Ihnen etwas besser geht, üben Sie zwei- bis dreimal am Tag den natürlichen Atem.

Kräuterkissen

Siehe Bronchitis (→ Seite 111)

Heilkräutertees

In der Rekonvaleszenz können bis zu drei Tassen Pu-Erh-Tee oder Dong-Ling-Tee (→ Seite 51f.) am Tag guttun.

Husten

Husten ist ein typisches Erkältungssymptom. So versucht der Körper, Fremdkörper und Schleim aus den Atemwegen loszuwerden. Es gibt verschiedene Ausformungen von Reizhusten bei großer Empfindlichkeit gegen kalte Luft, über trockenen Husten bis hin zu krampfartigem Husten mit Atemnot (→ auch Asthma, Seite 107ff.) und tief sitzendem Husten mit reichlicher Schleimansammlung. Fast immer geht Husten mit Schnupfen einher (→ auch Grippaler Infekt, Seite 113f.). Behandeln Sie Husten gleich im Anfangsstadium, um einen chronischen Verlauf zu verhindern. Verantwortlich für den Husten sind in der Regel Erkältungsviren während der kalten Jahreszeit oder den sogenannten Übergangszeiten zwischen Winter und Frühjahr beziehungsweise Herbst und Winter. Wind-Kälte, die über die Haut die Lunge beeinträchtigt, verwandelt sich im Körper in Wind-Hitze und löst so den hartnäckigen Husten aus.

Das können Sie für sich tun:

Akupressur (→ Seite 60ff.)

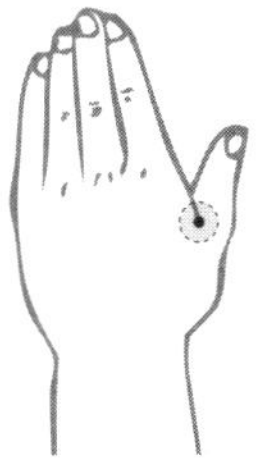

DI 4 – Hegu

Am Ende der Daumenfalte zwischen Zeigefinger und Daumen

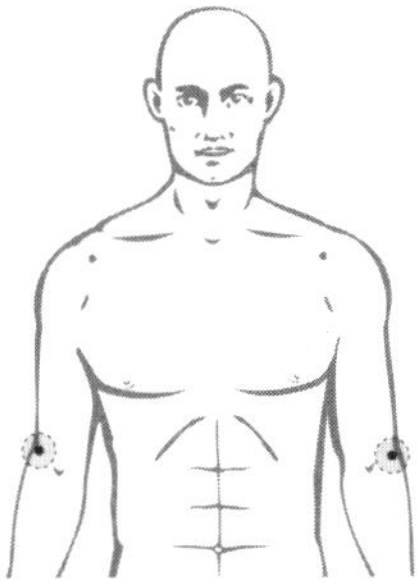

DI 11 – Quchi

Am Ende der äußeren Beugefalte des Ellenbogens; beugen Sie dazu das Gelenk rechtwinklig ab

Warme Bananenmilch

Mischen Sie 100 Gramm Honig mit einem Glas Wasser und erwärmen Sie dies zwei Minuten lang, bis sich der Honig ganz aufgelöst hat. Schälen Sie 400 Gramm reife Bananen, zerdrücken Sie diese mit einer Gabel oder pürieren Sie die Früchte mit einem Mixstab. Gießen Sie 500 ml Milch dazu und kochen Sie das Ganze unter Rühren bei kleiner Hitze zehn Minuten lang. Ab und zu umrühren. Essen Sie von der warmen Bananenmilch bei akutem Husten löffelweise und mehrmals täglich.

Ananas

Schneiden Sie eine reife Ananas in Würfel und kauen Sie diese langsam und gut durch. Den dabei entstehenden Saft schlucken Sie hinunter. Das gekaute Fruchtfleisch spucken Sie jedoch bitte aus.

Süßholz-Fenchel-Tee

Mischen Sie je einen Teelöffel Süßholz und Fenchelsamen und übergießen Sie diese mit 250 ml kochendem Wasser. Fünf Minuten ziehen lassen und schluckweise über den Tag verteilt trinken.

Natürlicher Atem (→ Seite 73)

Sobald es Ihnen etwas besser geht, üben Sie zwei- bis dreimal am Tag den natürlichen Atem.

Kräuterkissen

Siehe Bronchitis (→ Seite 111)

Heilkräutertees

In der Rekonvaleszenz können bis zu drei Tassen Pu-Erh-Tee oder Dong-Ling-Tee (→ Seite 51f.) am Tag guttun.

Mandelentzündung

Symptomatisch sind ein geröteter Rachen, geschwollene Gaumenmandeln (auch mit Eiterstippchen), starke Halsschmerzen sowie Schluckbeschwerden. Oft strahlen die Schmerzen bis zu Ohren und Zähnen aus. Hinzu kommen häufig Fieber, Schüttelfrost und Gliederschmerzen. Kinder haben bei einer Mandelentzündung häufig keine Schluckbeschwerden, sondern Bauchschmerzen. Eine Mandelentzündung tritt meist zusammen mit anderen Erkältungskrankheiten auf. Die Entzündung der Gaumen- oder Rachenmandeln wird vorwiegend durch Bakterien ausgelöst. Zunächst greifen Wind und Kälte die Lunge an, was sich im Körper zu Wind-Hitze umwandelt.

Das können Sie für sich tun:

Akupressur **(→ Seite 60ff.)**

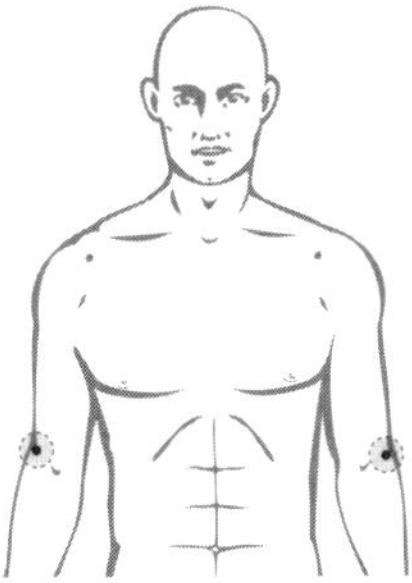

DI 11 – Quichi

Am Ende der äußeren Beugefalte des Ellenbogens bei rechtwinkliger Beugung des Gelenks

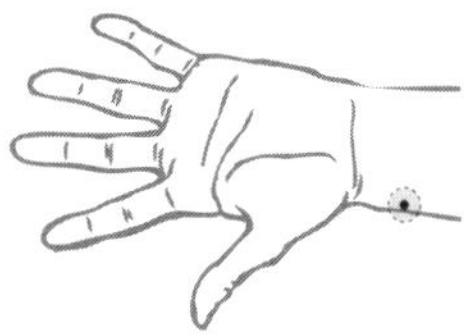

LU 7 – Lieque

Auf dem daumenseitigen Ende der Handgelenksquerfalten

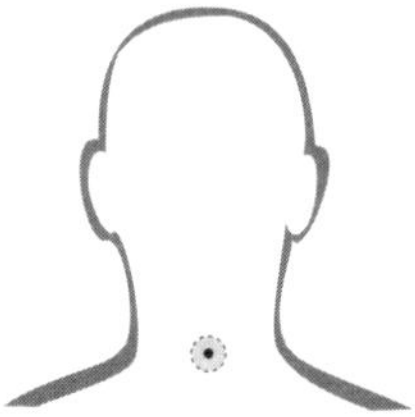

LG 14 – Dazhui

Im Bereich des Lenkergefäßes zwischen dem siebten Halswirbel und dem ersten Brustwirbel

Grüner-Tee-Wickel

Schneiden Sie drei Oliven klein und mischen Sie sie mit zwei Teelöffeln Grünem Tee. Übergießen Sie die Mischung mit 500 ml kochendem Wasser und lassen Sie den Sud 15 Minuten lang ziehen. Tauchen Sie ein sauberes Baumwolltuch in den Sud, wringen Sie es aus und legen Sie es dem Patienten faltenfrei um den Hals. Wickeln Sie einen warmen Wollschal darüber. Bis zu einer halben Stunde einwirken lassen. Die Anwendung können Sie zwei- bis dreimal pro Tag wiederholen.

Birnen-Melonen-Saft

Schneiden Sie 200 Gramm Wassermelone mit Schale klein. Vierteln Sie eine Birne und entfernen Sie das Kerngehäuse. Zerkleinern Sie im Mörser fünf getrocknete Kamillenblüten. Geben Sie das Fruchtfleisch der Melone und der Birne in einen Mixer und pürieren Sie es zusammen mit den Kamillenblüten. Nehmen Sie von dem Saft über den Tag verteilt immer wieder zwei bis drei Esslöffel zu sich.

Möhren-Spinat-Saft

Mischen Sie 750 ml Möhrensaft mit 250 Gramm TK-Spinat und pürieren Sie beides mit dem Mixstab. Trinken Sie die Mischung über den Tag verteilt.

Kräuterkissen

Siehe Bronchitis (→ Seite 111)

Heilkräutertees

In der Rekonvaleszenz können bis zu drei Tassen Pu-Erh-Tee oder Dong-Ling-Tee (→ Seite 51f.) am Tag guttun.

Erkrankungen der Sinnesorgane

Augen, Nase und Ohren gehören zu den Sonderorganen (Qi-Heng Zhi-Fu) und besitzen keine eigenen Meridiane. Sie werden von den Leitbahnen der Zang- und der Fu-Organe versorgt: die Augen über die Leber und Gallenblase, die Nase über Lunge und Dickdarm und die Ohren über Nieren und Harnblase. So haben viele Erkrankungen der Sinnesorgane ihre Ursache in den Zang- oder Fu-Organen.

Augenentzündung

Symptomatisch für eine Bindehaut- oder eine Lidrandentzündung ist die Rötung der Augen. Die Sehstärke ist eingeschränkt, hinzu kommt häufig Tränenfluss, Augenbrennen sowie ein Fremdkörpergefühl im Auge. Gelegentlich kann es auch zu Lichtempfindlichkeit und angeschwollenen Schleimhäuten kommen. Bei Fieber und Schwäche kann sich eine infektiöse Bindehautentzündung dahinter verbergen. Sie betrifft meist nur ein Auge und sollte unbedingt von einem Arzt behandelt werden.

Alle zwölf Meridiane leiten Qi zu den Augen. Besonders eng ist die Beziehung der Augen zu Leber (Gan) und Gallenblase (Dan). Ist einer der Meridiane oder ein Organ beeinträchtigt, kann es zu Augenbeschwerden kommen. Verursacht wird die Entzündung durch Hitze und Wind. Sind Lunge und Leber geschwächt, ist die allergische Anfälligkeit zum Beispiel bei Pollenflug erhöht.

Das können Sie für sich tun:

Akupressur (→ Seite 60ff.)

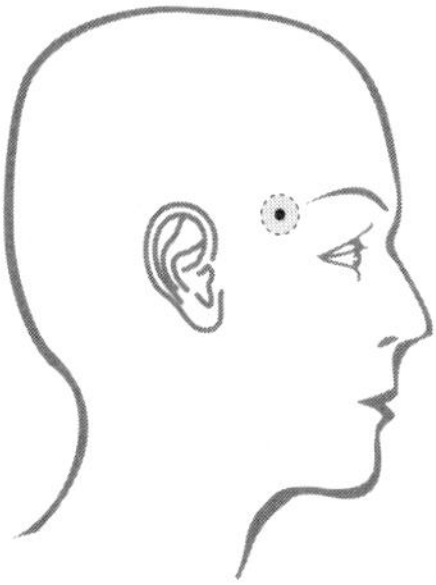

Ex. 2 – Taiyang oder Die Schläfe (Extrapunkt)

Außen am Ende der Augenbrauen auf beiden Seiten

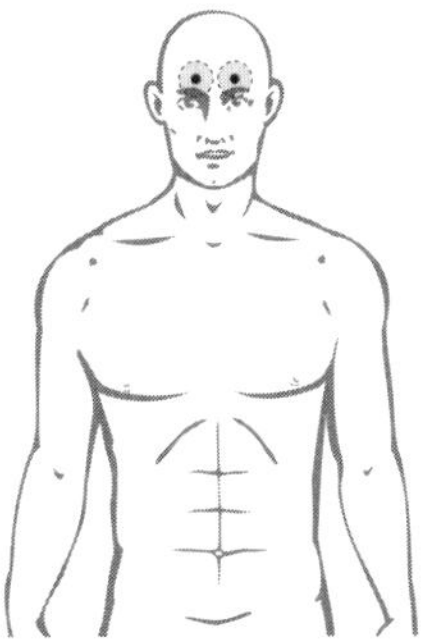

G 14 – Yangbai

Ein Zentimeter über der Mitte beider Augenbrauen

Atemübung

Bedecken Sie beide Augen mit den Handflächen, ohne Druck auszuüben. Die Augen sind geschlossen. Stützen Sie sich mit den Ellenbogen auf und atmen Sie fünfzigmal tief durch.

Bohnenreis mit Honig

Putzen Sie eine Handvoll grüner Bohnen und schneiden Sie sie klein. Geben Sie diese mit einer Tasse Reis in einen Topf und übergießen Sie sie mit eineinhalb Liter Wasser. Kochen

Sie die Bohnen und den Reis bei kleiner Hitze 30 Minuten lang und mischen Sie zwei Teelöffel Honig darunter. Essen Sie über den Tag verteilt immer wieder einige Esslöffel davon.

Ernährungsumstellung

Bei überanstrengten Augen kauen Sie über zwei Wochen lang jeden Tag 50 Gramm Sonnenblumenkerne. Meiden Sie tierisches Eiweiß.

Chrysanthementee

Mischen Sie zehn Gramm getrocknete Chrysanthemen mit drei Gramm Grünem Tee. Übergießen Sie die Mischung mit einem Liter heißem Wasser und lassen Sie den Aufguss fünf Minuten ziehen. Abseihen und über den Tag verteilt trinken.

Heilkräutertee

Trinken Sie zwei- bis dreimal am Tag eine Tasse Acht-Schätze-Tee (→ Seite 53).

Heuschnupfen

Heuschnupfen ist die Begleiterscheinung einer Pollenallergie und taucht jedes Jahr im Frühjahr und im Sommer auf. Er äußert sich durch Nasenjucken und später durch einen starken Fließschnupfen, eine verstopfte Nase und gerötete, tränende Augen. Weitere Anzeichen sind ein ständiger Nies- und Hustenreiz sowie starkes Jucken in Hals, Rachenraum und Augen.

Auslöser des Heuschnupfens sind neben Gräserpollen die Pollen von verschiedenen Sträuchern, Bäumen und Kräutern – in der chinesischen Medizin der Wind, Kälte und die

Hitze, die in die Lunge eindringen. In der Regel liegt bei einer allergischen Veranlagung eine Qi-Schwäche der Lunge oder der Leber zugrunde.

Das können Sie für sich tun:

Akupressur (→ Seite 60ff.)

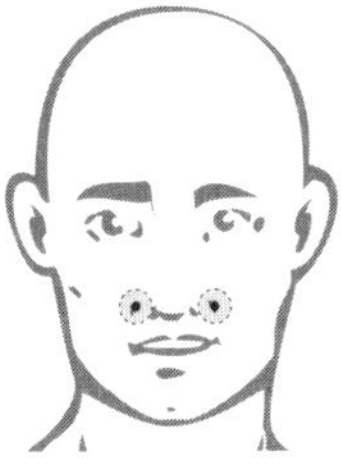

DI 20 – Yingxiang

Seitlich beider Nasenflügel, dreißigmal den Punkt auf der linken Seite und dreimal den auf der rechten Seite massieren.

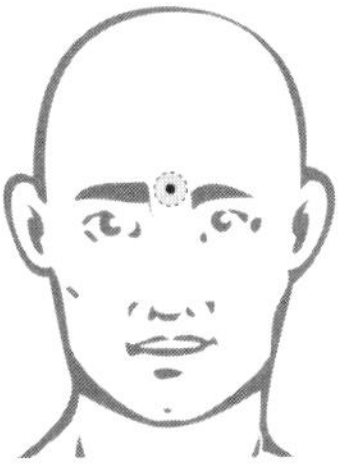

Ex. 1 – Yingtang oder Die Stempelhalle (Extrapunkt)

Zwischen den beiden Augenbrauen direkt in der Mitte die Hautfalte zwanzigmal nach vorne ziehen.

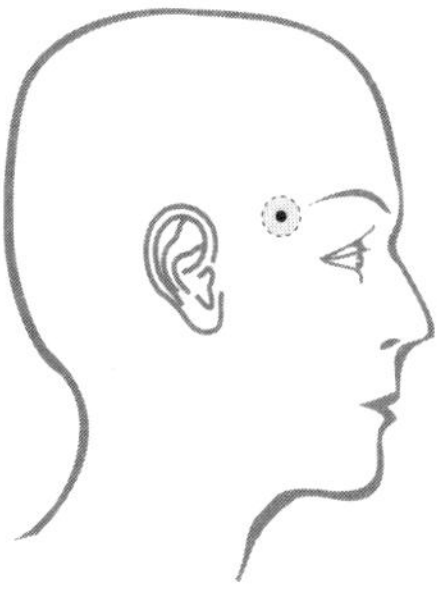

Ex. 2 – Taiyang oder Die Schläfe (Extrapunkt)

Am äußeren Rand der Augenbrauen, dreißigmal drehen.

Heilmassage

Stärkend wirkt eine Massage der Füße wie im ersten Schritt der Tuina-Heilmassage beschrieben (→ Seite 64f.).

Ernährungsumstellung

Verzichten Sie in der Heuschnupfenzeit auf Milchprodukte und Rohkost.

Zandersuppe mit Ingwer und Tomaten

Erhitzen Sie in einer Pfanne einen Teelöffel Sojaöl und braten Sie darin ein Zanderfilet bei kleiner Hitze auf jeder Seite eine Minute an. Salzen Sie beide Seiten leicht. Geben Sie dann einen Teelöffel fein gewürfelten Ingwer, einen Teelöffel Schnittlauchröllchen, eine gewürfelte Tomate, vier gewürfelte getrocknete Datteln und vier abgeseihte Wasserkastanien (Asialaden, Dose) dazu. Gießen Sie 500 ml heißes Wasser an und lassen Sie die Suppe bei kleiner Hitze eine Stunde lang kochen. Abseihen und die Brühe in kleinen Schlucken zweimal am Tag trinken.

Tinnitus

Ohrgeräusche begleiten eine plötzlich auftretende Schwerhörigkeit im Innenohr, einen sogenannten Hörsturz. Meist tritt die Schwerhörigkeit nur auf einem Ohr auf. Symptomatisch sind auch Schwindelgefühle und Ohrensausen, Übelkeit und Kopfschmerzen.

Die chinesische Medizin sieht als Ursachen für einen Hörsturz Durchblutungsstörungen der Innenohrgefäße. Bei einem Anfall dringt Flüssigkeit ins Innenohr und schädigt den Hörnerv. Das Ohr wird immer in Zusammenhang mit den

Nieren gesehen. Auch Leber und Herz hängen mit den Ohren zusammen. In der Regel greifen äußere Faktoren wie Wind und Hitze das Ohr von außen an. Aber auch unterdrückte Gefühle, Depressionen sowie Stress können das Qi blockieren und lassen das Leber-Yang zum Ohr aufsteigen.

Das können Sie für sich tun:

Akupressur (→ Seite 60ff.)

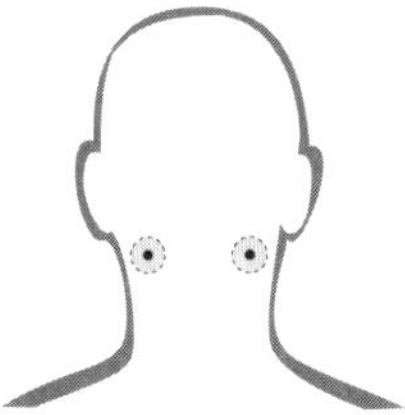

G 20 – Fengchi

Am Hinterkopf befindet sich jeweils in der Nähe des Ohrläppchens ein Knochenvorsprung. Von hier aus tasten Sie sich in die Mitte und finden dort eine kleine Vertiefung. Drücken Sie beide Punkte mit beiden Daumen etwa eine Minute lang.

Qi Gong und Tai Chi Quan

Regelmäßiges Üben von Qi Gong oder Tai Chi Quan beruhigt das Qi und harmonisiert den Energiefluss. Versuchen Sie, einmal täglich zu üben (→ Seite 71ff.).

Kräuterkissen

Bei Schwindelgefühlen, die mit den Ohrgeräuschen einhergehen, kann ein Kräuterkissen gute Wirkung tun: Füllen Sie einen handelsüblichen Baumwollkissenbezug mit 1200 Gramm chinesischem Engelwurz, 1000 Gramm Astragalus mongolicus, 500 Gramm Narde, 100 Gramm Knollenwurzel, 500 Gramm Wurzel des chinesischen Fingerhuts, 500 Gramm weichhaarigem Odermennig und 500 Gramm Kokospilz. (Alle

Kräuter erhalten Sie in auf TCM spezialisierten Apotheken oder unter der im Anhang angegebenen Bestelladresse → Seite 243.) Schlafen Sie drei Monate lang auf diesem Kissen.

Nebenhöhlenentzündung

Symptomatisch für eine Entzündung der Nasennebenhöhlen, Kiefer- oder Stirnhöhle sind starker Schnupfen und Kopfschmerzen, oft begleitet von Ohrenschmerzen und Fieber. Bei Schmerzen in der Stirn- und Scheitelgegend handelt es sich um eine Stirnhöhlenentzündung. Bei einer Kieferhöhlenentzündung schmerzen die Wangen. Nebenhöhlenentzündungen sollten gründlich auskuriert werden, um nicht chronisch zu werden. Die Lunge hängt eng mit der Nase zusammen, weshalb bei einer Nebenhöhlenentzündung häufig das Lungen-Qi beeinträchtigt ist. Dies kann auch die Folge einer Milz-Funktionsschwäche sein, verursacht durch eine Gewichtsabnahme bei chronischen Verdauungsproblemen oder Stoffwechselstörungen, bei Vitaminmangel oder Blutarmut (Anämie). Einige Meridiane verlaufen direkt neben der Nase oder auch über die Nase, weshalb die ihnen zugeordneten Organe auch eine wichtige Rolle spielen: Hierzu gehören der Dickdarm- und der Magenmeridian. Sie versorgen neben dem Lungenmeridian die Nase mit Qi und Blut. Nebenhöhlenentzündungen treten häufig als Folge eines Schnupfens oder eines grippalen Infekts auf. Verursacher dafür sind in der Regel Wind, Kälte, Hitze und Trockenheit, aber auch Staub, Rauch und Gase. Durch Letztere kann es zu einer Hitzestauung in der Nase und in den Nebenhöhlen kommen. Auch heiße, scharfe und fette Speisen können die Entstehung einer Nebenhöhlenentzündung begünstigen.

Das können Sie für sich tun:

Akupressur (→ Seite 60ff.)

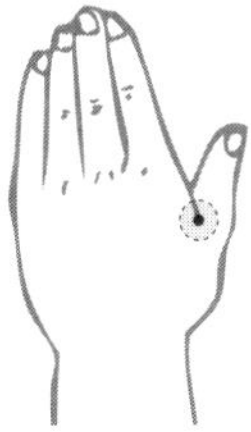

DI 4 – Hegu

Am Ende der Daumenfalte zwischen Zeigefinger und Daumen

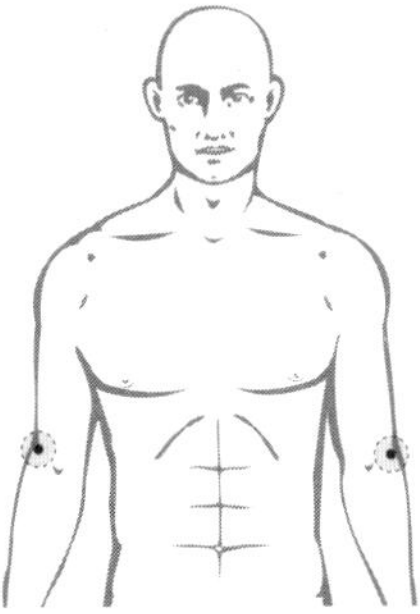

DI 11 – Quchi

Am Ende der äußeren Beugefalte des Ellenbogens bei rechtwinkliger Beugung des Gelenks

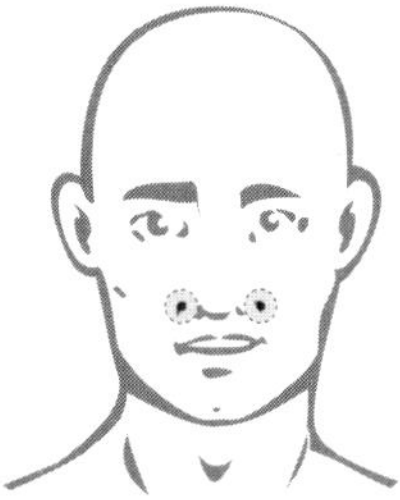

DI 20 – Yingxiang

In der Falte zwischen Nasenflügel und Lippe

Massage

Drücken Sie die zwei Punkte, die in der Ecke jedes Nasenflügels genau über dem Mundwinkel liegen. Mindestens eine halbe Minute lang gleichmäßig kneten.

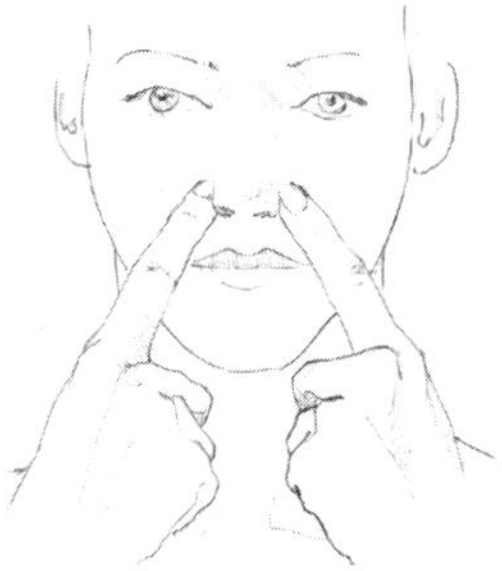

Heilkräutertee

Zwei bis drei Tassen Dong-Ling-Tee (→ Seite 52) pro Tag können dabei helfen, die Nebenhöhlenentzündung zu lindern.

Qi Gong und Tai Chi Quan

Regelmäßiges Üben von Qi Gong oder Tai Chi Quan beruhigt das Qi und harmonisiert den Energiefluss. Zugleich fördert das Üben die tiefe Atmung. Versuchen Sie, einmal täglich zu üben (→ Seite 71ff.).

Ohrenschmerzen

Im Zuge fieberhafter Erkältungskrankheiten mit einer Halsentzündung und/oder Schnupfen gehen häufig Ohrenschmerzen einher. In manchen Fällen handelt es sich dabei auch um eine Mittelohrentzündung. Die Schleimhäute im Nasen-Rachen-Raum schwellen dabei so stark an, dass die Ohrtrompete verschlossen und das Mittelohr nicht mehr belüftet wird. Typische Anzeichen sind starke Ohrenschmerzen, Ohrgeräusche und Schwerhörigkeit. In den meisten Fällen kommt es zu sehr hohem Fieber. Eine Mittelohrentzündung sollte von einem Arzt behandelt werden. Die chinesische Medizin betrachtet die Ohren immer im Zusammenhang mit den Nieren. Doch auch Leber und Herz stehen damit in enger Beziehung. Störungen dieser Organe können also Ohrerkrankungen hervorrufen. Zu einer Mittelohrentzündung kommt es meist bei Infekten im Nasen-Rachen-Raum. Verantwortlich dafür sind Wind, Kälte und auch Nässe. Auslöser der Entzündung sind eitererregende Bakterien, meist Streptokokken oder Grippeviren.

Das können Sie für sich tun:

Akupressur (→ Seite 60ff.)

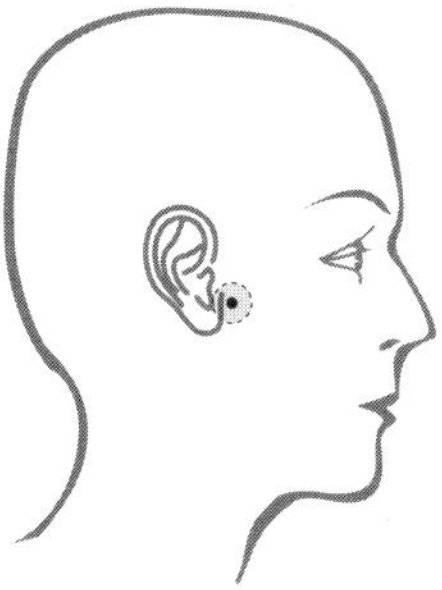

G 2 – Tinghui

Bei geöffnetem Mund in der Mulde oberhalb des Ohrläppchens an der Seite des Wangenknochens

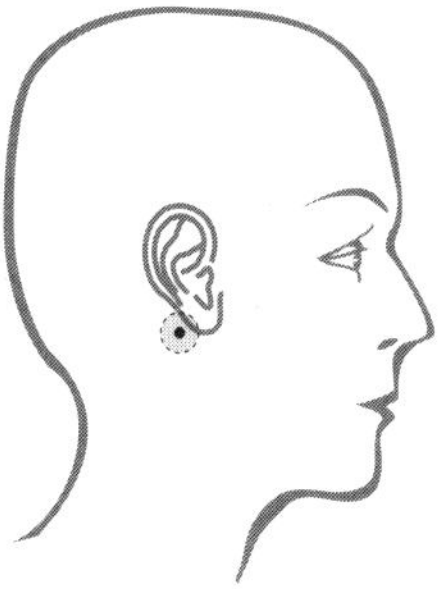

3E 17 – Yifeng

Hinter dem Ohrläppchen

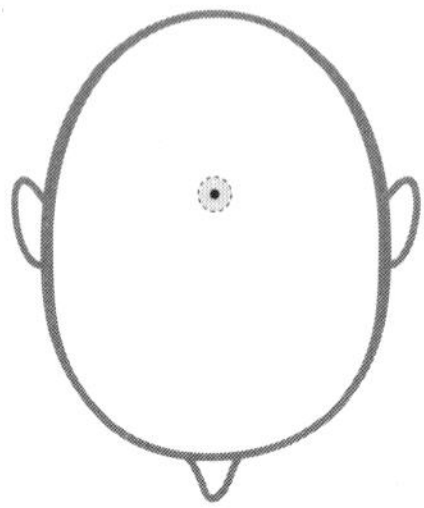

LG 20 – Baihui

Oben auf dem Scheitel in der Mitte der Schädeldecke

Ohrentropfen

Mahlen Sie zwei Süßwasserperlen (→ Bestelladresse auf Seite 243) im Mörser und geben Sie sie mit drei Oliven in 125 ml Sesamöl. Lassen Sie die Mischung gut verschlossen eine Woche ziehen. Bei Bedarf erwärmen Sie das Öl und geben es mithilfe einer Pipette in das betroffene Ohr.

Heilkräutertee

Zwei bis drei Tassen Dong-Ling-Tee (→ Seite 52) pro Tag können dabei helfen, bestehende Schnupfenbeschwerden zu lindern.

Beschwerden von Herz und Kreislauf

Das Zang-Organ Herz ist verantwortlich für den Blutkreislauf. Innere Faktoren spielen bei den Erkrankungen des Herz- und Kreislaufsystems eine wichtige Rolle. Wichtig sind bei der Diagnose auch die Wechselwirkungen von Herz und Lunge, Herz und Nieren, Leber und Milz.

Sind etwa die Nieren geschwächt, belastet dies das Herz. Es kann dann die Nieren nicht ausreichend versorgen, wodurch es zu Beschwerden wie Wassereinlagerungen, Nervosität oder Schlafstörungen kommen kann. Ist das Leber-Qi gestört, kann der Blutkreislauf darunter leiden, und es kommt zu Bluthochdruck. Ist die Milz durch eine Magen- und Darmschwäche beeinträchtigt, wird das Herz mit zu wenig Blut versorgt. Es kommt zu Schlafstörungen, zu Appetitlosigkeit und Stressanfälligkeit.

Arteriosklerose

Eine Verkalkung der Arterien kann die Vorstufe zu ernsthaften Herz- und Kreislaufbeschwerden sein, weshalb man sich auf jeden Fall in die Behandlung eines Arztes begeben sollte. Ablagerungen von Blutfetten und Plaques an den Gefäßinnenwänden begünstigen eine Verengung der Blutgefäße. Gründe dafür sind Ernährungsfehler, Stress und der natürliche Alterungsprozess. In erster Linie tragen jedoch erhöhte Werte des sogenannten LDL-Cholesterins zur Verengung der Blutgefäße bei. Dadurch kann das Blut nicht mehr ungehindert hindurchfließen. Aus Sicht der chinesischen Medizin sind Blut- und Herz-Qi-Schwäche die Ursachen für eine Arteriosklerose, die eine Vorstufe für Herzinfarkt oder Schlaganfall sein kann.

Das können Sie für sich tun:

Tai Chi Quan

Führen Sie regelmäßig Tai-Chi-Quan-Übungen durch (→ Seite 81ff.), am besten an der frischen Luft. Sie regen die Durchblutung an, verbessern die Atmung und sorgen für eine verbesserte Beweglichkeit.

Ernährungsumstellung

Vermeiden Sie cholesterinreiche Nahrungsmittel wie Butter, Sahne und fettes Fleisch. Orientieren Sie sich an der Fünf-Elemente-Ernährung (→ Seite 87ff.). Sie ist ausgewogen und versorgt den Körper mit allen notwendigen Nährstoffen.

Möhren-Rote-Bete-Saft

Mischen Sie 750 ml Möhrensaft, 250 ml Rote-Bete-Saft und 250 ml Gurkensaft (dazu schälen und entkernen Sie eine Gurke und pürieren diese mit dem Mixstab) und trinken Sie täglich einen halben bis einen Liter davon.

Weizenkeimöl

Ein Teelöffel Weizenkeimöl nach dem Frühstück und nach dem Abendessen stärkt das Nervensystem.

Haferkleie

Ein Esslöffel Haferkleie nach dem Frühstück und dem Abendessen verbessert die Cholesterinwerte.

Apfelessig

Trinken Sie jeden Morgen auf nüchternen Magen zwei Esslöffel Apfelessig gemischt mit einem halben Glas Mineralwasser. Nach Geschmack mit etwas Honig süßen.

Heilkräutertees

Zwei bis drei Tassen Pu-Erh-Tee täglich können dabei helfen, den Cholesterinspiegel zu senken. Tienshi-Danshen-Tee dagegen verbessert die Fließeigenschaften des Blutes (→ Seite 51f.).

Bluthochdruck

Erhöhte Blutdruckwerte verursachen gelegentlich Kopfschmerzen und Schwindelanfälle. Der Blutdruck gilt als erhöht, wenn der Wert bei wiederholten Messungen zu verschiedenen Zeiten über 165/95mm Hg liegt. Die Werte für gesunde Erwachsene setzt man zwischen 110/75 und 140/90mm Hg an. Typische Symptome sind rote Gesichtsfarbe, trockener Mund, leichte Reizbarkeit, Schlafstörungen, Verstopfung und erhöhte Wärmeempfindlichkeit. Bei Bluthochdruck sollte ein Arzt konsultiert werden.

Zu Bluthochdruck führen Übergewicht, Rauchen, zu viel Alkohol, eine zu kochsalzreiche Ernährung, Stress, ein Typ-2-Diabetes und Gicht. Aus chinesischer Sicht ist das Yin-Yang-Gleichgewicht von Leber und Nieren gestört, die auch das Herz beeinträchtigen.

Das können Sie für sich tun:

Akupressur (→ Seite 60ff.)

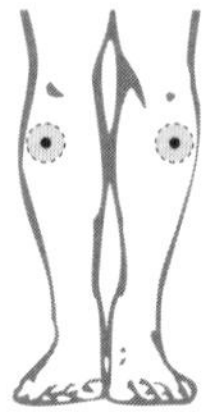

M 36 – Zusanli

Außen am Schienbein, vier Querfinger unterhalb der Kniescheibe liegt dieser Stärkungspunkt, der bei Yin-Mangel hilft.

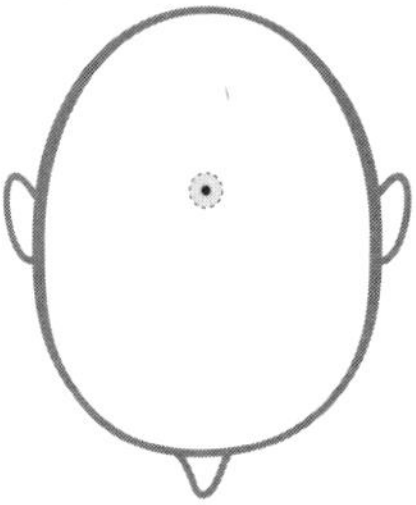

LG 20 – Baihui

Oben in der Mitte der Schädeldecke auf der gedachten Mittellinie zwischen den Ohrenachsen

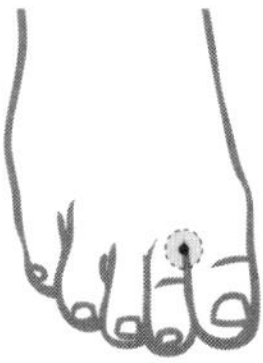

LE 2 – Xingjiang

Auf der Haut zwischen der großen und der zweiten Zehe

Rettich-Fußbad

Bereiten Sie sich ein lauwarmes Fußbad (etwa 30°C Wassertemperatur) mit fünf frischen Rettichscheiben. Baden Sie Ihre Füße zehn Minuten darin.

Spinatsalat

Roh hilft das Gemüse dabei, den Säuregehalt im Blut zu harmonisieren und so Ablagerungen in den Gefäßen sowie Bluthochdruck zu reduzieren. Genießen Sie deshalb öfter einen Spinatsalat mit frisch gehacktem Knoblauch und etwas Olivenöl.

Selleriesaft

Trinken Sie täglich ein Glas Selleriesaft.

Heilkräutertees

Zwei bis drei Tassen Pu-Erh-Tee täglich können dabei helfen, den Cholesterinspiegel zu senken. Auch grüner Tee verbessert die Blutfettwerte. Acht-Schätze-Tee wirkt darüber hinaus blutdrucksenkend (→ Seite 51ff.).

Blutdruck, niedriger

Symptomatisch sind Müdigkeit, Konzentrationsschwäche sowie kalte Hände und Füße. Bei Blutdruckabfall im Stehen kommt es zu Herzjagen, Schwindelgefühlen, Schwarzwerden vor den Augen und Leeregefühl im Kopf. Diese Veranlagung, die vor allem bei schlanken Menschen und bei Frauen auftritt, stellt keine wirkliche Gefahr für die Gesundheit dar. Im Zweifelsfall sind allerdings die Nieren etwas geschwächt und beeinflussen so das Herz.

Das können Sie für sich tun:

Akupressur (→ Seite 60ff.)

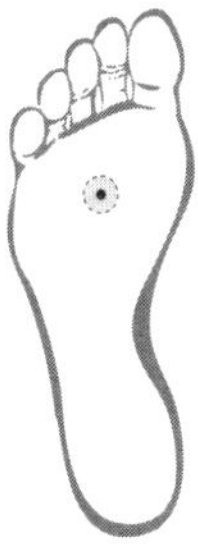

N 1 – Yongquan

In der Mitte der Fußsohle in der Ballenregion, mehrmals am Tag drücken

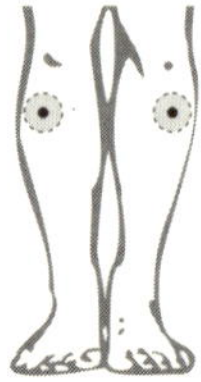

M 36 – Zusanli

Eine Handbreit unter der Kniescheibe und ein Querfinger seitlich außen, mehrmals am Tag intensiv bearbeiten, gemeinsam mit:

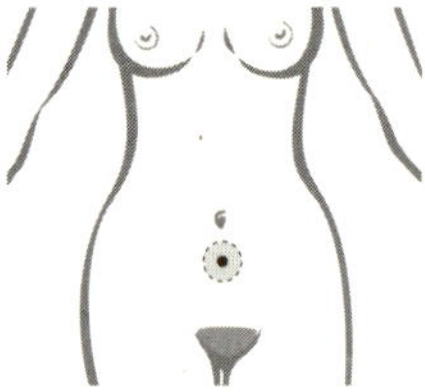

KG 6 – Qihai

Vier Fingerbreit über dem Schambein, etwas unterhalb des Nabels

Kalte Waschungen

Die chinesische Medizin empfiehlt kalte Waschungen. Zu diesem Zweck tauchen Sie morgens noch vor dem Aufstehen einen Waschlappen in kaltes Wasser, das in einer Schüssel neben Ihrem Bett steht. Setzen Sie sich dazu aufrecht, entblößen Sie Ihren Oberkörper und waschen Sie nacheinander Arme, Brust und Nacken. Mit der Zeit können Sie auch eine Ganzkörperwaschung vornehmen. Anschließend sollten Sie noch 15 Minuten lang im warmen Bett ruhen.

Wechselduschen

Duschen Sie sich abwechselnd kalt und warm ab. Beginnen Sie dabei immer bei den äußeren Gliedmaßen und führen Sie den Wasserstrahl dann langsam zum Herzen.

Tautreten

Wenn Sie die Möglichkeit haben, gehen Sie morgens nach dem Aufstehen hinaus in den Garten und laufen Sie ein paar Schritte durch das nasse Gras.

Ingwer und Ginseng

Ingwer und Ginseng stärken das Nieren-Qi; verwenden Sie beides als Würzmittel beim Kochen.

Hühnersuppe

Nehmen Sie vormittags eine Schale Hühnersuppe zu sich. So nähren Sie das Nieren-Yang. Ein Rezept für eine stärkende Hühner-Reissuppe finden Sie auf Seite 92.

Tai Chi Quan

Regelmäßiges Üben (→ Seite 81ff.) morgens nach dem Aufstehen, am besten an der frischen Luft, verbessert den Fluss des Qi und sorgt für viel Energie.

Kräuterkissen

Verwenden Sie ein Kräuterkissen wie auf Seite 127f. (Tinnitus) beschrieben. Es wirkt auch sehr gut bei Müdigkeit, blasser Gesichtsfarbe, Blutarmut und Antriebsschwäche.

Heilkräutertees

Grüner Tee harmonisiert den Blutdruck. Genießen Sie zwei bis drei Tassen täglich. Tienshi-Danshen-Tee ist gut bei Blutarmut und Antriebsschwäche (→ Seite 51f.).

Herzrhythmusstörungen

Symptomatisch hierfür ist das sogenannte Herzstolpern. Dabei scheint das Herz zum Beispiel einen Schlag lang auszusetzen und der darauffolgende wird dafür als besonders stark empfunden. Es kommt zu einem Gefühl innerer Unruhe sowie einer vorübergehenden Kreislaufschwäche. Bei

»Herzflattern« hingegen steigt der Puls plötzlich auf mehr als 100 Schläge pro Minute an. Ein Flattern in der Brust ist dabei spürbar bei gleichzeitiger Schwäche und Kraftlosigkeit. Der Blutdruck sinkt rasch ab.

Nervosität, Stress, Ablagerungen in den Blutgefäßen (→ Arteriosklerose, Seite 133ff.), zu viele Genussgifte können zu Herzrhythmusstörungen führen. In der chinesischen Medizin legt man dieser Störung einen Yin-Mangel oder eine Störung innerer Organe zugrunde, die zu den Hitzesymptomen des Herzens führt. Übrigens: Auch ein verspannter Trapezmuskel kann zu den Symptomen führen.

Das können Sie für sich tun:

Akupressur (→ Seite 60ff.)

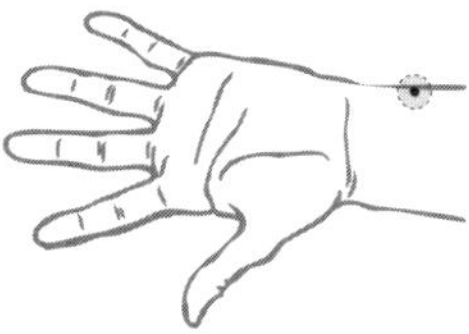

H 4 – Lingdao

An der Innenseite des Unterarms, drei Querfinger von der Beugefalte des Handgelenks entfernt

Tai Chi Quan und Qi Gong

Regelmäßige Bewegung fördert die Durchblutung und entspannt Körper, Geist und Seele. Geeignet sind Tai Chi Quan oder Qi Gong (→ Seite 71ff.). Auch regelmäßige Spaziergänge über rund 30 Minuten an der frischen Luft tun sehr gut.

Ernährungsumstellung

Gönnen Sie sich eine Sieben-Tage-Ernährungskur nach den Fünf Elementen (→ Seite 92ff.). Genießen Sie die feinen leichten Gerichte und stärken Sie Ihr Herz-Qi.

Blaue Weintrauben

Genießen Sie fünf Tage lang bis zu eineinhalb Kilogramm blauer Trauben täglich. Dies versorgt Ihr Blut mit wertvollen herzschützenden und immunstärkenden Pflanzenstoffen und stärkt auch Herzklappen und -muskeln.

Möhren-Sellerie-Saft

800 ml Möhrensaft, 400 ml Selleriesaft, 100 ml Petersilien- und 200 ml Spinatsaft mischen und täglich einen halben bis einen Liter davon trinken. Zur Herstellung von Petersilien- und Spinatsaft pürieren Sie einfach 150 Gramm Petersilie und 250 Gramm frischen Blattspinat mit dem Pürierstab. Dieser Saft stärkt das Blut und reinigt die Gefäße.

Kräuterkissen

Verwenden Sie ein Kräuterkissen wie auf Seite 127f. (Tinnitus) beschrieben. Es wirkt auch sehr gut bei Herzflattern.

Heilkräutertee

Ling-Zhi-Tee stärkt das Herz-Qi (→ Seite 54). Genießen Sie zwei bis drei Tassen pro Tag.

Nasenbluten

Nasenbluten kann spontan auftreten. Manchmal kommt es dabei auch zu Kopfschmerzen. Auslöser der Blutungen aus der Nase kann heftiges Schnäuzen oder Niesen, eine Verletzung der Nasenschleimhäute oder ein Stoß auf die Nase sein. Auch Luftdruckveränderungen beim Fliegen oder Tauchen können dazu führen. Bluthochdruck, Stress sowie blutverdünnende Medikamente sind weitere Auslöser für Nasenbluten. Bei Frauen kann es im Lauf ihrer Menstruation dazu kommen, bei Kindern infolge einer Scharlacherkrankung. Aus chinesischer Sicht bedeutet das Symptom, dass das Leber-Qi zu stark ausgeprägt ist.

Das können Sie für sich tun:

Akupressur (→ Seite 60ff.)

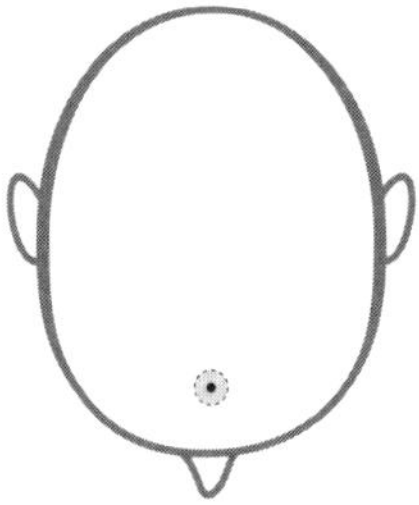

LG 23 – Shangxing

Der Punkt liegt etwa einen Fingerbreit oberhalb des Haaransatzes in der Mitte des Scheitels

Eis

Wickeln Sie einige Eiswürfel in einen Waschlappen oder in ein Baumwolltuch und legen Sie diese Kompresse fest auf die Nasenwurzel.

Knoblauch-Pflaster

Schälen Sie eine Knoblauchzehe und pressen Sie diese zu Brei. Formen Sie aus der gepressten Zehe mit dem holzigen Anteil einen flachen Fladen in Größe eines Zwei-Euro-Stücks. Blutet das rechte Nasenloch, so kleben Sie den Fladen in die Mitte der rechten Fußsohle; blutet das linke, kleben Sie ihn in die Mitte der linken Fußsohle.

Qi Gong

Regelmäßiges Üben harmonisiert das Leber-Qi (→ Seite 74ff.).

Heilkräutertee

Acht-Schätze-Tee kühlt und tonisiert »die Hitze des Blutes« (→ Seite 53). Genießen Sie bei einer häufigen Neigung zum Nasenbluten zwei bis drei Tassen täglich.

Wassereinlagerungen (Ödeme)

Betroffen davon sind in der Regel die Unterschenkel oder die Fußknöchel. Aber auch Finger und Augenlider können bei einer Neigung zu Wassereinlagerungen anschwellen. Feststellen lassen sich Wasseransammlungen, wenn sich das Gewebe bei leichtem Druck weiß färbt oder kurz eingedrückt bleibt. In einer Schwangerschaft kann es ebenfalls zu Wassereinlagerungen kommen. Kleinere Ödeme können durch Insektenstiche entstehen. Verursacht werden die Wassereinlagerungen durch Erschöpfung und eine einseitige Ernährung. Auslöser ist in der chinesischen Medizin ein schwaches Milz-Qi. Auch das Lungen-Qi ist dabei oft blockiert. In der Folge kann es zur Schwächung des Herz-Qis führen.

Das können Sie für sich tun:

Akupressur (→ Seite 60ff.)

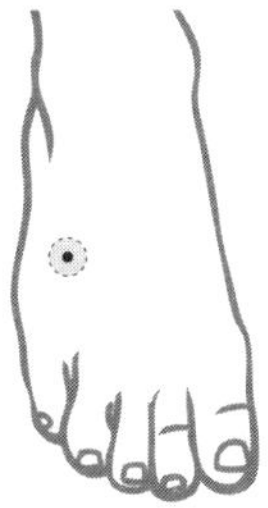

G 41 – Zulinqui

Zwischen den beiden oberen Enden der Mittelfußknochen der vierten und der kleinen Zehe

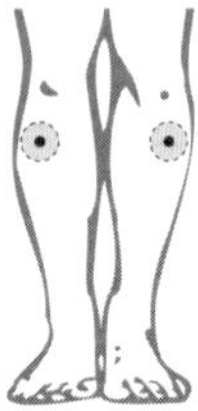

M 36 – Zusanli

Außen am Schienbeinknochen, vier Querfinger unterhalb der Kniescheibe

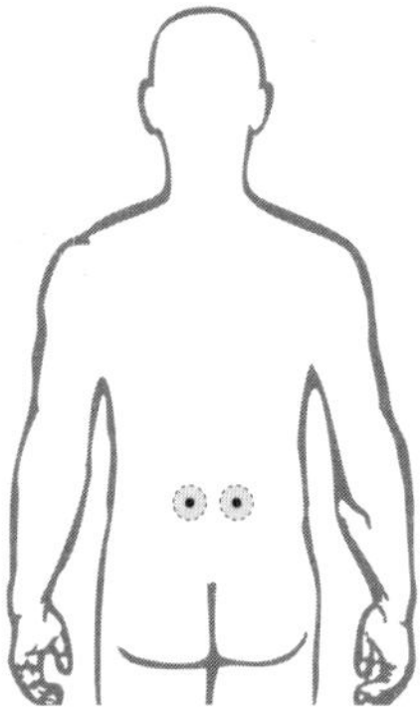

B 23 – Shensu

Zwischen dem zweiten und dem dritten Lendenwirbel

Brennnessel- und Hagebuttentee

Trinken Sie abwechselnd eine Tasse Brennnessel- und Hagebuttentee über den Tag verteilt.

Heilkräutertee

Pu-Erh-Tee regt die Wasserausscheidung an und entgiftet (→ Seite 51). Genießen Sie zwei bis drei Tassen Pu-Erh-Tee pro Tag.

Tai Chi Quan

Üben Sie vor allem die Grundhaltung und das Gehen regelmäßig (→ Seite 82f.).

Beschwerden des Verdauungssystems

Das Zang-Organ Milz ist für die Verdauung von Nahrung und Flüssigkeit sowie für das Blut und die Blutgerinnung zuständig. Zusammen mit der Milz bildet das Fu-Organ Magen ein Yin-Yang-Paar. Unterstützt wird die Milz bei ihren Verdauungs- und Transportfunktionen – insbesondere des Gallensafts – durch die Leber. Leber und Milz stehen in einer Wechselbeziehung zueinander, denn die Milz sorgt gleichzeitig dafür, dass die Leber mit genügend Blut versorgt wird. Außerdem ist die Milz auf das wärmende Yang der Nieren angewiesen. Die Nieren wiederum benötigen die Nährstoffe, die durch die Arbeit der Milz erzeugt werden. Kann die Milz dies nicht leisten, wird das Yang der Nieren durch Mangel an Jing (→ Seite 22f.) beeinträchtigt.

Zudem spielen bei allen Verdauungsbeschwerden der Seelenzustand, die Ernährung, scharfe Gewürze, Genussgifte sowie klimatische Faktoren wie Kälte, Feuchtigkeit, Hitze und Wind eine wichtige Rolle.

Blähungen

Symptomatisch ist ein schmerzhaft aufgetriebener Unterbauch. Ursachen sind zu hastiges und schlecht gekautes Essen, zu viel Sitzen oder Liegen, blähende Nahrungsmittel, zu fette und zu süße Speisen oder der übermäßige Genuss von Milchprodukten. Die Milz wird durch diese Faktoren oder durch Sorgen und Nöte geschwächt. Auch eine Schwächung des Leber-Qi führt zu den Symptomen. Frustrationen oder unterdrückte Wut können das Leber-Qi blockieren.

Das können Sie für sich tun:

Akupressur (→ Seite 60ff.)

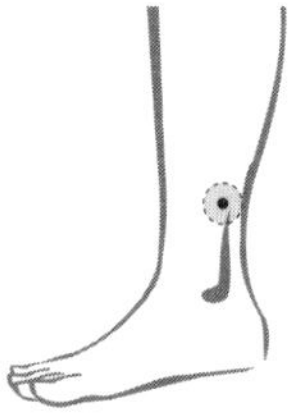

MP 6 – Sanyinjiao

An der Unterschenkelinnenseite, vier Fingerbreit über dem Fußknöchel, hinter dem Schienbein

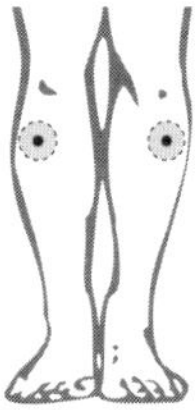

M 36 – Zusanli

Außen am Schienbein, vier Querfinger unterhalb der Kniescheibe

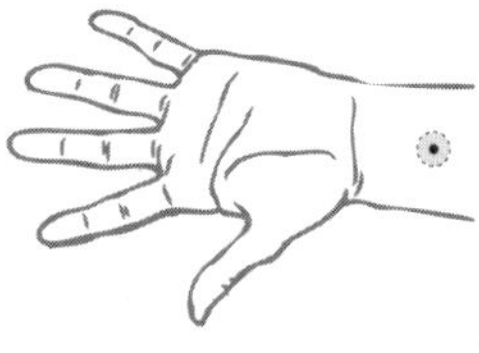

PE 6 – Neiguan

Am Ende der Handfalte, vier Querfinger oberhalb in der Mitte der Sehnen

Sesam-Bananen-Brei

Schälen Sie zwei Bananen und würfeln Sie das Fruchtfleisch. Geben Sie je einen halben Esslöffel weiße oder schwarze Sesamkörner und Fenchelsamen darüber und träufeln Sie Honig darüber. Lassen Sie die Mischung 30 Minuten ziehen und essen Sie über den Tag löffelweise davon.

Möhren-Gurken-Rote-Bete-Saft

Mischen Sie 500 ml Möhrensaft mit 250 ml Rote-Bete-Saft und 250 ml Gurkensaft. Zur Herstellung des Gurkensafts schälen und entkernen Sie die Gurke. Danach pürieren Sie das Gemüse mit dem Mixstab. Mischen Sie die Säfte und trinken Sie diese über den Tag verteilt.

Apfel

Essen Sie auf leeren Magen einen ungeschälten Apfel und kauen Sie jeden Bissen gut durch.

Ernährungsumstellung

Verzichten Sie auf scharf gewürzte sowie heiße Speisen und probieren Sie einmal eines der Gerichte von Seite 92ff.

Heilkräutertees

Pu-Erh-Tee wirkt entgiftend und entschlackend. Genießen Sie zwei bis drei Tassen davon pro Tag. Auch der Tienshi-Danshen-Tee und der Drei-Blumen-Trank wirken positiv bei Beschwerden des Verdauungstrakts (→ Seite 51ff.).

Durchfall

Symptomatisch sind häufige wässrige oder schleimige Stuhlentleerungen. Ist der Durchfall durch Krankheitserreger bedingt, treten meist Darmkrämpfe mit Erbrechen und Fieber auf. Fiebrige Durchfallerkrankungen können auch mit starken Bauchschmerzen einhergehen. In diesem Fall sollten Sie unbedingt einen Arzt aufsuchen.

Bei einem schwachen Milz-Qi kann aus chinesischer Sicht die Nahrung nicht richtig zerlegt werden. Auslöser dafür sind

Kälte oder Hitze, unverträgliche, zu heiße oder zu kalte Speisen und Getränke, Ernährungsfehler, Erschöpfung, große Aufregung sowie Sorgen oder unterdrückter Ärger. Oft ist auch das Leber-Qi gestört, weshalb der Gallensaft nicht mehr gut abtransportiert werden kann.

Das können Sie für sich tun:

Akupressur (→ Seite 60ff.)

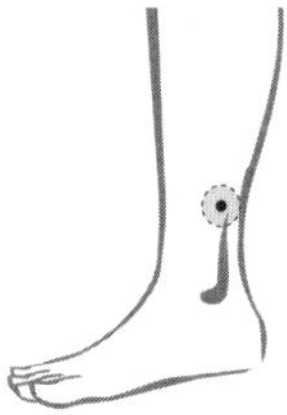

MP 6 – Sanyinjiao

An der Unterschenkelinnenseite, vier Fingerbreit über dem Knöchel

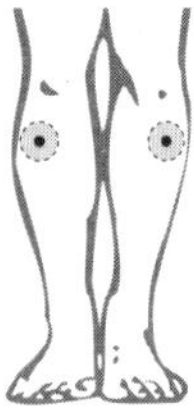

M 36 – Zusanli

Außen am Schienbein, vier Querfinger unter der Kniescheibe

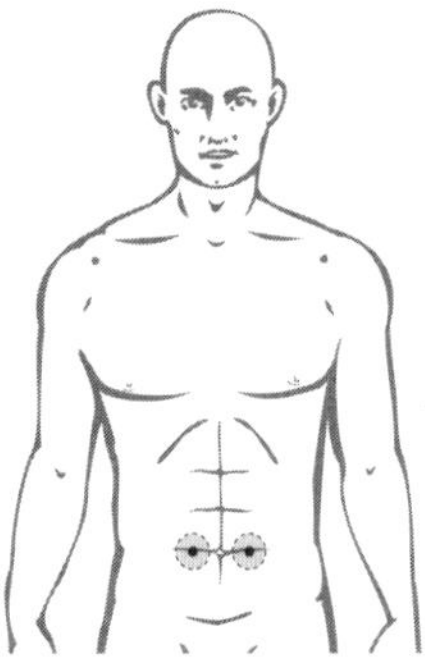

M 25 – Tiansu

Beide Punkte liegen zwei Querfinger seitlich des Nabels.

Warme Auflage

Legen Sie sich mit einer in ein Handtuch gewickelten Wärmflasche oder einem erwärmten Kirschkernsäckchen auf dem Bauch ins Bett. Belassen Sie die Auflage 30 Minuten, erwärmen Sie diese dann erneut und legen Sie sie noch einmal 30 Minuten unter Ihren Rücken.

Heilerde

Kauen Sie einen Esslöffel Heilerde oder medizinische Kohle nach Packungsanleitung; für Kinder eignen sich am besten Birkenkohle-Kapseln aus der Apotheke.

Ingwertee

Übergießen Sie zwei Teelöffel gewürfelten Ingwer mit 200 ml kochend heißem Wasser und lassen Sie ihn zehn Minuten köcheln. Seihen Sie den Aufguss ab und trinken Sie ihn in kleinen Schlucken.

Muskatnuss

Nehmen Sie ⅓ Teelöffel frisch geriebene Muskatnuss vor dem Schlafengehen ein.

Ernährungsumstellung

Verzichten Sie auf scharf gewürzte sowie heiße Speisen und probieren Sie einmal eines der Gerichte von Seite 92ff.

Heilkräutertees

Pu-Erh-Tee wirkt entgiftend und entschlackend. Genießen Sie zwei bis drei Tassen davon pro Tag. Auch der Tienshi-Danshen-Tee und der Drei-Blumen-Trank wirken positiv bei Beschwerden des Verdauungstrakts (→ Seite 51ff.).

Magenschmerzen

Eine entzündete Magenschleimhaut (Gastritis) ist die am häufigsten auftretende Magenerkrankung. Typisch sind Völlegefühl, Sodbrennen und Schmerzen im Oberbauch. Häufig treten auch Magenkrämpfe, Durchfall, Blähungen oder Verstopfung auf. Ursache für Schmerzen in der Bauch- und Magengegend können Ernährungsfehler sein, wie etwa unregelmäßiges sowie zu schnelles und zu heißes Essen und zu viel Rohkost. Aber auch eine vor allem eiweiß- und fettreiche sowie zu scharf gewürzte Ernährung oder ein Übermaß an Genussgiften kommen als Ursachen infrage. Oft liegt aus chinesischer Sicht eine Yang-Schwäche von Magen und Milz vor. Dadurch entsteht Kälte. Verstärkt sich dies noch durch äußere Kälteeinflüsse, wird das Qi blockiert. Oft führt eine Blockade des Leber-Qi zu Magenschmerzen. Stress, unbewältigte Probleme, die Neigung zu Sorgen und zum Grübeln, aber auch gestaute Aggressionen wirken dann auf Magen und Milz.

Das können Sie für sich tun:

Akupressur (→ Seite 60ff.)

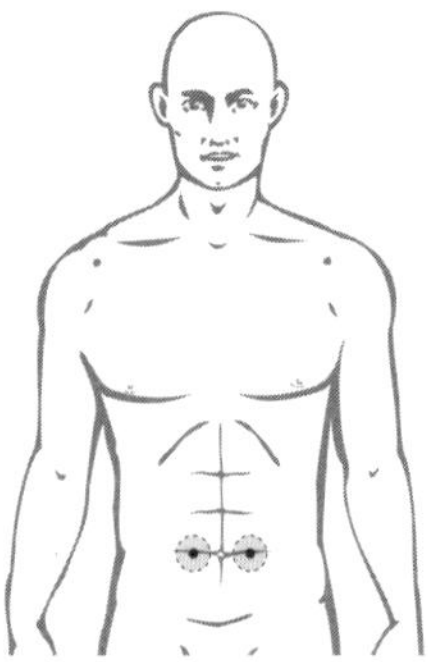

M 25 – Tianshu

Drei Daumenbreit seitlich vom Bauchnabel gelegen

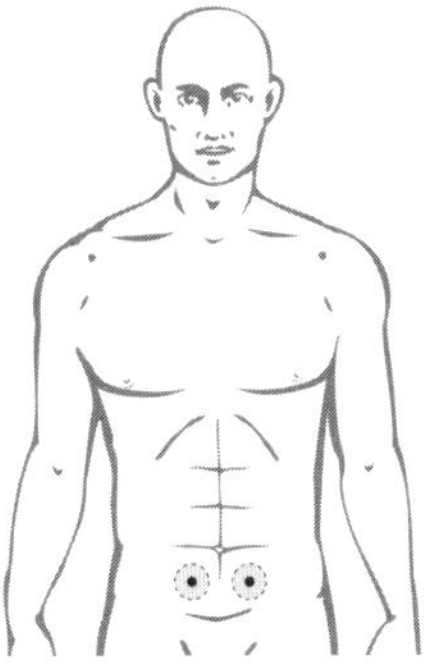

M 27 – Daju

Drei Daumenbreit seitlich zwischen Nabel und Schambein

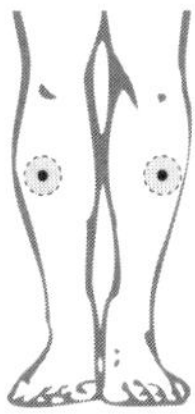

M 37 – Shangjuxu

Acht Querfinger unterhalb der Kniescheibe, außen an jedem Schienbein

Magenmassage

Massieren Sie mit einem Luffahandschuh den Milz-Pankreas-Meridian von den Zehen bis hinauf zum Knie. Streichen Sie dabei kräftig von der großen Zehe zum Innenknöchel und von dort an der Schienbeininnenkante weiter nach oben. Dann massieren Sie den Magenmeridian, der an den Zehen beginnt und an der vorderen Seite des Unterschenkels aufwärts läuft.

Lauchwickel

Erhitzen Sie in einer Pfanne zwei Esslöffel Sesamöl und braten Sie darin eine halbe Stange fein gewürfelten Lauch an. Lassen Sie ihn abkühlen und verreiben Sie ihn um den Bauchnabel herum. Wickeln Sie ein Handtuch darum und lassen Sie die ätherischen Öle 15 Minuten einwirken.

Mandarinen-Reis-Brei

Schälen Sie eine Bio-Mandarine, würfeln Sie die Schale fein und kochen Sie sie mit einer Tasse Reis und zwei Tassen Wasser in einem Topf auf. Essen Sie den Brei langsam zur Mittags- oder Abendmahlzeit.

Apfelessig

Geben Sie zwei Teelöffel Apfelessig auf ein Glas Wasser und trinken Sie davon zwei- bis dreimal täglich einen Schluck.

Papayasaft

Trinken Sie pro Tag einen halben bis einen Liter Papayasaft. Sie können dazu auch eine Papaya schälen und mit dem Mixstab pürieren.

Ernährungsumstellung

Verzichten Sie auf scharf gewürzte sowie heiße Speisen und probieren Sie einmal eines der Gerichte von Seite 92ff.

Heilkräutertees

Pu-Erh-Tee wirkt entgiftend und entschlackend. Genießen Sie zwei bis drei Tassen davon pro Tag. Auch der Tienshi-Danshen-Tee wirkt positiv bei Beschwerden des Magens. Bei Problemen mit der Bauchspeicheldrüse ist auch der Ling-Zhi-Tee empfehlenswert (→ Seite 51ff.).

Sodbrennen

Aufsteigende Magensäure im unteren Teil der Speiseröhre löst ein brennendes Gefühl im Hals aus. Durch zu schnelles oder zu fettes Essen und bei zu wenig Magensäure können auch Gärprodukte aus dem Magen aufsteigen.

Das können Sie für sich tun:

Akupressur (→ Seite 60ff.)

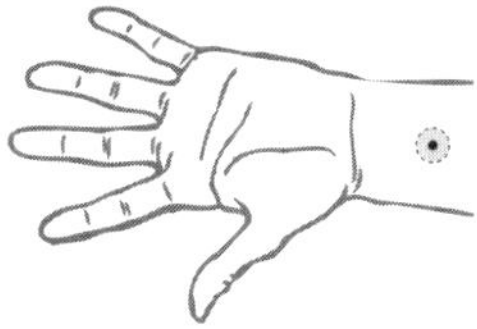

PE 6 – Neiguan

Am Ende der Handfalte, vier Querfinger oberhalb in der Mitte der Sehnen

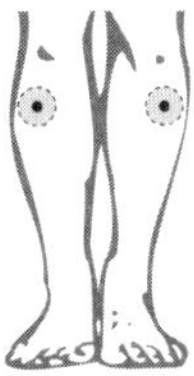

M 36 – Zusanli

Außen am Schienbein, vier Querfinger unter der Kniescheibe

Ente mit Ingwer

Erhitzen Sie in einer Pfanne einen Esslöffel Sojaöl und braten Sie darin 100 Gramm gewürfeltes Entenfleisch rundum an, bis es braun ist. Würzen Sie es mit einem Teelöffel Ingwerwürfeln, zwei Esslöffeln Lauchscheiben und einem Teelöffel Fenchelsamen. Essen Sie davon zwei- bis dreimal am Tag.

Ernährungsumstellung

Verzichten Sie auf scharf gewürzte sowie heiße Speisen und probieren Sie einmal eines der Gerichte von Seite 92ff.

Verstopfung

Symptomatisch sind Völlegefühl, ein vorgewölbter Bauch, Blähungen und leichte Übelkeit. Der Darm kann nicht entleert werden. Begleitsymptome sind häufig Appetitlosigkeit und Bauchschmerzen sowie Rücken- und Kopfschmerzen. Oft treten auch Hämorrhoiden als Folgeerscheinung einer chronischen Verstopfung auf. Ungünstige Ernährungsgewohnheiten führen häufig zu trägen Darmfunktionen. Kommt zu wenig körperliche Aktivität im Alltag hinzu, stagniert der Stoffwechsel. Das Milz-Qi wird geschwächt. Auch die Gefühlslage spielt eine wichtige Rolle: Werden Ängste oder Aggressionen nicht verarbeitet, ist das Leber-Qi gestört.

Das können Sie für sich tun:

Akupressur (→ Seite 60ff.)

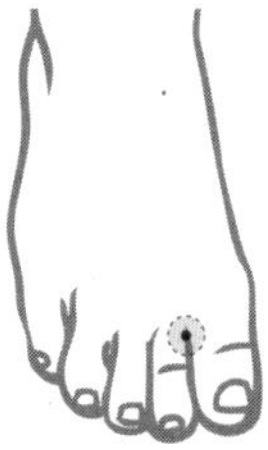

LE 2 – Xingjiang

Zwischen dem Ansatz der großen und der zweiten Zehe

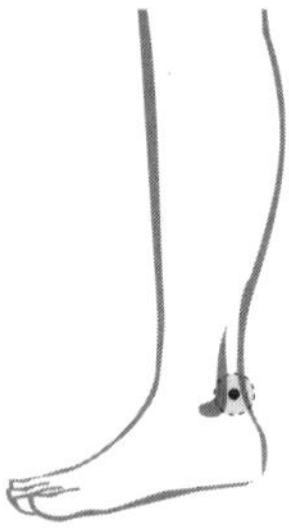

N 3 – Taixi

An der Fußinnenseite, zwischen dem höchsten Punkt des Fußknöchels und der Achillessehne

Heilmassage

Massieren Sie um den Nabel herum entgegen dem Uhrzeigersinn. Auch eine kreisende Massage des unteren Rückens auf beiden Seiten der Wirbelsäule wirkt wohltuend.

Pflaumen

Essen Sie drei bis vier frische große Pflaumen pro Tag oder trinken Sie morgens vor dem Frühstück ein Glas Pflaumensaft.

Roher Apfel

Essen Sie zwei rohe Äpfel mit Schale, einen morgens auf nüchternen Magen, einen abends vor dem Schlafengehen.

Heilkräutertees

Pu-Erh-Tee ist ideal, um zu entschlacken. Tienshi-Danshen-Tee verbessert das Leber-Qi. Genießen Sie zwei bis drei Tassen pro Tag (→ Seite 51f.).

Nieren- und Blasenbeschwerden

Zuständig für den Wasserhaushalt im Körper sind die Nieren. Sie kontrollieren die unteren Körperöffnungen und damit auch die Blase. Das Nieren-Qi steht in einem engen Zusammenhang mit Milz und Leber, mit Herz und Lunge. Das Herz verbindet sich mit den Nieren durch die Durchblutung, mit der Lunge über den Atem und die Schweißabsonderung, mit der Milz durch die Aufnahme von Wasser aus der Nahrung und mit der Leber durch ihre seelischen Themen. Yang-Schwäche aber auch Ängste sowie Nässe und Kälte schwächen das Nieren-Qi.

Blasenentzündung

Symptomatisch ist der plötzlich zunehmende Harndrang, wobei nur wenige Tropfen Urin abgehen. Der Schmerz beim Wasserlassen ist beißend. Meist ist der Urin trüb verfärbt, manchmal auch blutig. Oft kommt es begleitend zu hohem Fieber mit Schüttelfrost, Kopf- und Gliederschmerzen, Unterbauchschmerzen, Durstgefühlen sowie Klopfschmerzen in der Nierengegend. Bakterien, die aus dem Darm ins Scheidenmilieu eindringen und sich bis zur Harnblase ausbreiten, gehören ebenso zu den Ursachen wie Nässe, Kälte und Hitze sowie geschwächte Nierenfunktionen. Alle äußeren Faktoren blockieren den unteren Dreifachen Erwärmer. Doch auch Überbelastung, unverarbeitete innere Konflikte und Anspannung können eine Blasenentzündung auslösen.

Das können Sie für sich tun:

Akupressur (→ Seite 60ff.)

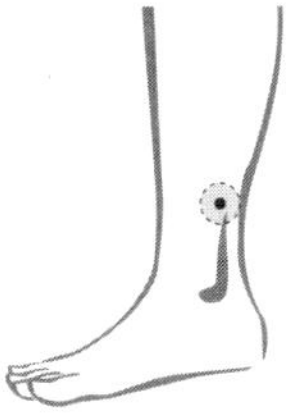

MP 6 – Sanyinjiao

An der Unterschenkelinnenseite, vier Fingerbreit über dem Knöchel

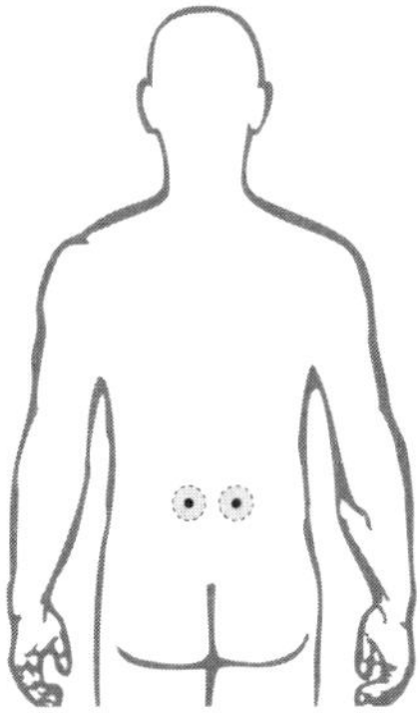

B 23 – Shenshu

Zwischen dem zweiten und dem dritten Lendenwirbel auf dem Rücken

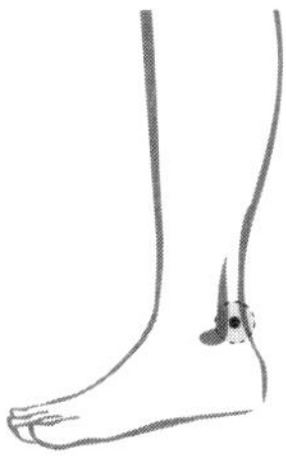

N 3 – Taixi

An der Fußinnenseite zwischen dem höchsten Punkt des Knöchels und der Achillessehne

Wassermelonen

Essen Sie über den Tag verteilt alle zehn Minuten ein paar dünne Scheiben frische Wassermelone und kauen Sie die Kerne.

Gurken-Möhren-Saft

Essen Sie rohe Gurkenscheiben oder mischen Sie 350 ml Gurkensaft mit 750 ml Möhrensaft. Zur Herstellung des Gurkensafts schälen und entkernen Sie die Gurke und pürieren das Gemüse mit dem Mixstab. Trinken Sie davon täglich einen Liter.

Heilkräutertee

Grüner Tee ist reich an Vitamin C und gesunden bioaktiven Pflanzenstoffen (→ Seite 51). Genießen Sie zwei bis drei Tassen schwächerer Aufgüsse Grünen Tees.

Prostatabeschwerden

Entzündungen der Vorsteherdrüse betreffen vor allem jüngere Männer bis zum 40. Lebensjahr. Sie äußern sich meist in starkem Harndrang, vor allem bei Kälte und Stress sowie Harnnachträufeln und Schmerzen in der Damm- und Aftergegend.

Eine häufige Prostatabeschwerde ist das Prostataadenom, das häufiger bei Männern ab 60 Jahren auftritt. Hier vergrößert sich die Prostata durch einen gutartigen Tumor in der Vorsteherdrüse.

Stress und Konflikte sind seelische Faktoren, die die Entstehung einer Prostataentzündung fördern können. Weitere Ursachen können Nässe und Kälte besonders im Bereich der unteren Körperhälfte sein sowie Bakterien. Während bei einer Prostataentzündung eine Nieren-Yang-Schwäche vorliegt, handelt es sich bei einem Adenom um eine Nieren-Yin-Schwäche.

Das können Sie für sich tun:

Akupressur (→ Seite 60ff.)

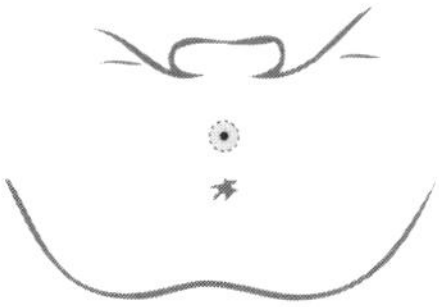

KG 1 – Huiyin

In der Mitte des Beckenbodens zwischen Hoden und Anus

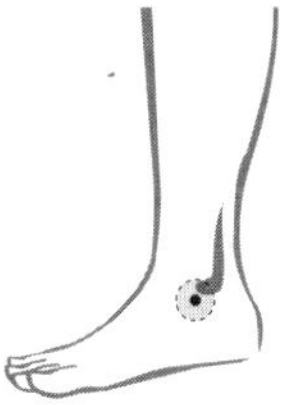

N 6 – Zhaohai

Direkt unterhalb des inneren Fußknöchels

Kürbiskerne

Täglich 60 bis 90 Gramm Kürbiskerne stärken die Prostata.

Hefe

Zweimal täglich ein Päckchen Aktivhefe in einer Tasse warmem Wasser auflösen und auf nüchternen Magen trinken. Das hilft dabei, die Prostata zu stärken.

Brennnesseltee

Kochen Sie einen Teelöffel Brennnesselblätter mit einer Tasse Wasser fünf Minuten lang und seihen Sie den Tee dann ab. Trinken Sie täglich drei Tassen davon.

Heilkräutertees

Pu-Erh-Tee wirkt entgiftend. Der Acht-Schätze-Tee wirkt sehr positiv bei Potenzstörungen und bei Prostataproblemen. Genießen Sie täglich zwei bis drei Tassen davon (→ Seite 51ff.).

Frauenbeschwerden

Empfängnis, Schwangerschaft und Gebären sind abhängig von der Qualität des weiblichen Qi und des Blutes. Besonders wichtig im Zusammenhang mit der weiblichen Gesundheit sind deshalb die Zang-Organe Nieren, Leber, Milz und Herz sowie das Fu-Organ Magen und die Sondermeridiane Chong Mai (Vitalgefäß) sowie Ren Mai (Konzeptionsgefäß). Bei typischen Frauenbeschwerden handelt es sich deshalb meist um Störungen von Qi und Xue. Auch das Vital- und Konzeptionsgefäß können beeinträchtigt sein.

Äußere Faktoren sind Hitze und Kälte sowie Nässe, eine unausgewogene Ernährung, Gefühlsschwankungen, Schwäche oder Überlastung.

Ausbleibende Menstruation (Amenorrhoe)

Von einer ausbleibenden Periode spricht man, wenn nach 26 bis 30 Tagen seit der letzten Menstruation keine Monatsblutung mehr erfolgt ist. Neben seelischen Ursachen wie Stress, unterdrückten Gefühlen und Kummer kommt auch ein gestörtes Hormongleichgewicht in Frage. Dieses führt zu einer Schwächung des Nieren-Qi sowie des Leber-Qi oder zu Blutmangel in einem dieser Organe.

Auch Blutarmut infolge eines gestörten Milz-Qi kann zur Amenorrhoe führen. Extremes Untergewicht sowie eine vorangegangene schwere Krankheit – und natürlich eine Schwangerschaft – können ebenfalls dazu führen, dass die Menstruation ausbleibt.

Das können Sie für sich tun:

Akupressur (→ Seite 60ff.)

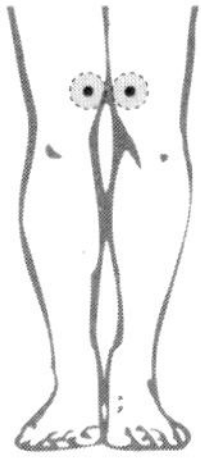

MP 10 – Xuehai

Zweieinhalb Daumenbreit über dem Kniegelenk an der Stelle, wo der innere Oberschenkel eine leichte Erhöhung bildet

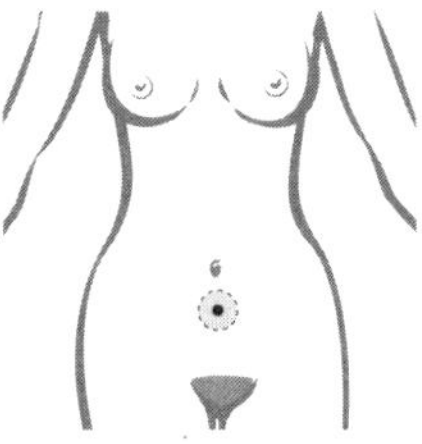

KG 6 – Qihai

Vier Fingerbreit über dem Schambein, etwas unterhalb des Nabels

Warmes Rosmarinbad

Nehmen Sie ein bis zu 40 °C heißes Bad und geben Sie dem Badewasser eine Hand voll Rosmarin und Thymian (am besten in einem Teefilter) zu. Auch Totes-Meer-Salz tut als Zusatz gut (bitte nach Packungsanleitung verwenden). Bleiben Sie etwa zehn Minuten lang in der Badewanne und legen Sie sich dann warm zugedeckt und mit dicken Socken oder einer Wärmflasche an den Füßen ins Bett.

Meerrettichwein

Mischen Sie in einem Topf zwei Teelöffel geriebenen Meerrettich mit 250 ml Rotwein und bringen Sie diese Mischung zum Kochen. Trinken Sie die Mischung heiß und schluckweise.

Sojaprodukte

Versuchen Sie so häufig wie möglich Sojamilch und Sojaprodukte (zum Beispiel Tofu) zu sich zu nehmen. Die hierin enthaltenen Phytoöstrogene sind den weiblichen Östrogenen sehr ähnlich und können harmonisierend auf den Hormonstoffwechsel wirken.

Prämenstruelles Syndrom (PMS)

Energetische Schwankungen machen Frauen mitunter häufiger zu schaffen als Männern. Der Grund: die monatlich einsetzende Periode und das Auf und Ab der Hormone. Zudem ist die Blutmenge nach der vorangegangen Blutung reduziert und wird bis zum Eisprung wieder aufgebaut.

Oft kommt es bereits kurz nach dem Eisprung oder kurz vor dem Einsetzen der Monatsblutung zu unangenehmen Symptomen. Jetzt sollte der Fluss des Qi eigentlich ungehindert sein, um so die Blutung vorzubereiten. Ist das Leber-Qi jedoch durch seelisches Ungleichgewicht gestört, wird dies erschwert. Symptome sind dann Brustspannen, Bauchkrämpfe, Kopfschmerzen, vermehrte oder verminderte Blutungsmenge, Verschiebung des Zyklus sowie ziehende und stechende Schmerzen im Unterleib.

Ist darüber hinaus das Milz-Qi gestört, kommt es zu Wassereinlagerungen, Rückenschmerzen und Verdauungsproblemen.

Das können Sie für sich tun:

Akupressur (→ Seite 60ff.)

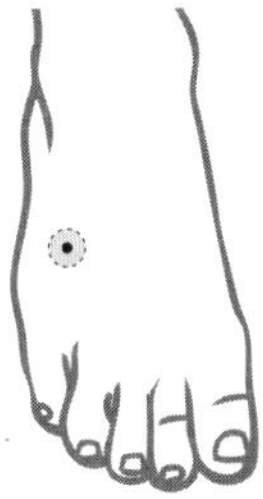

G 41 – Zulinqui

Bei Spannungsgefühl in den Brüsten hilft die Stimulation dieses Punkts: zwischen den oberen Enden der beiden Mittelfußknochen der kleinen und der vierten Zehe.

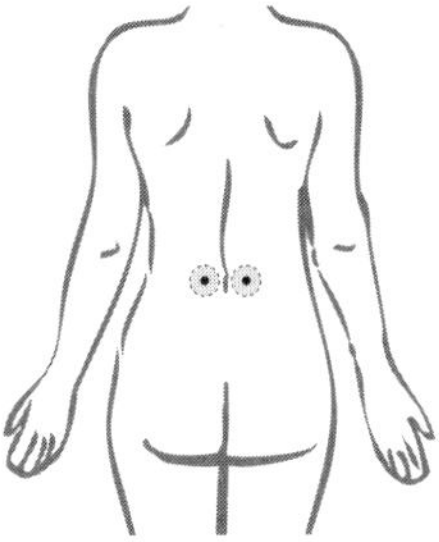

B 23 – Shensu

Am Rücken zwischen dem zweiten und dem dritten Lendenwirbel

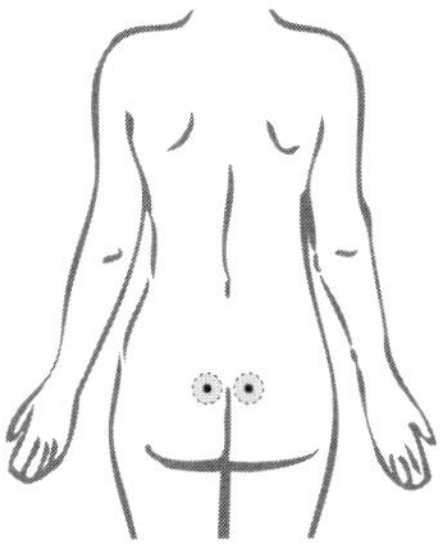

B 30 – Baihuanshu

Dicht neben dem Kreuzbein

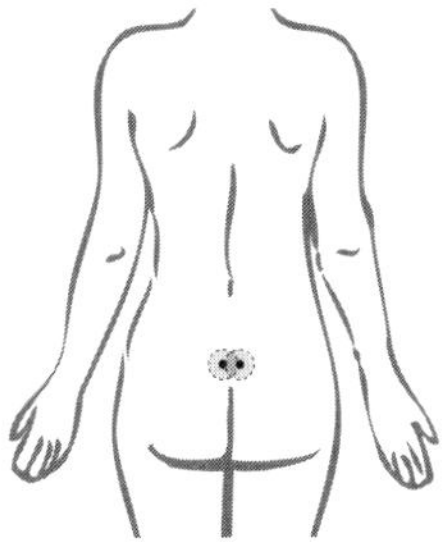

B 31 – Shangliao

In der Vertiefung, die das Kreuzbein oberhalb des Gesäßes bildet

Ananassaft

Trinken Sie jeden Tag 500 ml Ananassaft oder frisch pürierten Petersiliensaft. Beide Säfte wirken entwässernd.

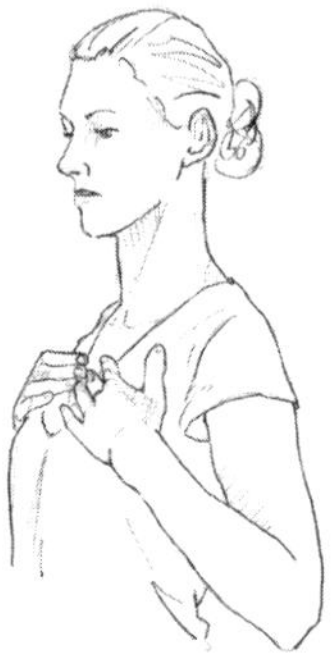

Heilmassage

Streichen Sie seitlich der Brustwirbelsäule mit den Fingern in Richtung der Brustmitte aus.

Fußmassage

Massieren Sie vor der Periode Ihre Füße (→ Seite 64f.).

Qi Gong

Regelmäßiges Qi-Gong-Üben schenkt Ihnen Entspannung und löst Qi-Blockaden (→ Seite 74ff.).

Heilkräutertee

Zwei bis drei Tassen Tienshi-Danshen-Tee (→ Seite 52) stärken das Leber-Qi und verbessern allgemein den Qi-Fluss.

Starke Menstruation (Hypermenorrhoe) und Zwischenblutung (Metrorrhagie)

Um eine zu starke Periodenblutung handelt es sich, wenn es nach fünf Tagen immer noch zu einer tiefroten Blutung kommt, das Blut in Klumpen abgeht oder wie Wasser herausläuft. Bei einer Qi-Schwäche ist das Blut hell und dünn, die Frau fühlt sich müde und sie ist sehr blass.

Hitze im Blut durch äußere Faktoren, ein zu starkes Yang beziehungsweise eine Yin-Schwäche oder eine Qi-Blockade in der Leber durch starke seelische Erregung sowie nervliche Belastungen erhitzen das Blut. Dadurch strömt es, ohne zu enden. Eine weitere Ursache ist eine Qi-Schwäche durch körperliche Überanstrengung. So wird das Milz- und Magen-Qi beeinträchtigt, und die Milz kann das Blut nicht halten. Auch Veränderungen der Gebärmutterschleimhaut sowie gutartige Zysten und Myome führen zu starker und häufiger Menstruation. Die genaue Ursache sollten Sie von einem Arzt abklären lassen.

Das können Sie für sich tun:

Akupressur (→ Seite 60ff.)

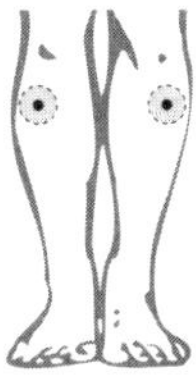

M 36 – Zusanli

Außen am Schienbein, vier Querfinger unter der Kniescheibe

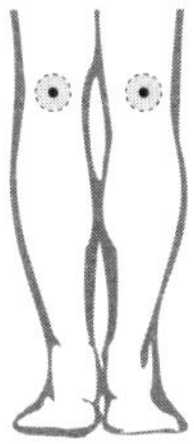

B 40 – Weizhong

Auf der Mitte der hinteren Beugefalte des Kniegelenks

Schafgarbentee

Überbrühen Sie einen Teelöffel Schafgarbenkraut mit 250 ml kochendem Wasser und lassen Sie den Aufguss drei Minuten lang ziehen. Seihen Sie ihn ab und trinken Sie morgens eine Tasse auf nüchternen Magen.

Oleanderblütentee

Überbrühen Sie fünf frische oder getrocknete rosafarbene Oleanderblüten mit 250 ml kochendem heißem Wasser und lassen Sie den Aufguss fünf Minuten lang ziehen. Abseihen und schluckweise bei Beginn der Periode trinken.

Möhren-Spinat-Saft

750 ml Möhrensaft mit 250 Gramm frisch püriertem Blattspinat mischen und täglich davon einen halben bis einen Liter trinken.

Wechseljahresbeschwerden

Um das 50. Lebensjahr herum treten die sogenannten Wechseljahressymptome bei einer Frau auf. Wie diese ausgeprägt sind, ist individuell verschieden. Vor der Menopause – also dem Zeitpunkt, zu dem die Eierstöcke die Produktion der Weiblichkeitshormone einstellen – kommt es zu Hormonschwankungen. Sie verursachen Qi- und Blut-Störungen. Sofern eine Yin-Leere in Leber und Nieren vorherrscht, kommt es zu unregelmäßigen Periodenblutungen bei oft verminderter Blutungsmenge. Zudem können sich Hitzewallungen und Schweißausbrüche einstellen. Dazu kommen oft innere Unruhe, Depressionen, Kopfschmerzen, Schlafstörungen und Verdauungsprobleme.

Herrscht eine Yang-Leere der Milz und Nieren vor, kommt es zu starken unregelmäßigen Blutungen mit hellem Blut. Frauen, die davon betroffen sind, wirken häufig blass und müde. Sie neigen zu Wassereinlagerungen in den Beinen und zu Appetitlosigkeit. Durch die Schwäche des Nieren-Qi kann es zu einem Verlust an wertvollen Mineralstoffen im Körper mit der Folge einer Osteoporose kommen. Zuerst lässt in der Regel das Yang-Qi der Nieren nach, die auch für den Hormonhaushalt des Körpers zuständig sind. Infolgedessen kommt es zu einem Yin-Mangel der Nieren: Blut und Jing werden so geschwächt. Da verbrauchtes Yin nicht ersetzt wird, entsteht ein Yin-Yang-Ungleichgewicht in allen inneren Organen. Besonders das Leber-Yin ist davon betroffen. Es kommt zu aufsteigendem Yang. Dann erleidet die Milz eine Yang-Schwäche, was zu Verdauungsbeschwerden führt. Das geschwächte Yang-Qi und das wenige Blut schwächen wiederum das Vital- und das Konzeptionsgefäß.

Das können Sie für sich tun:

Akupressur (→ Seite 60ff.)

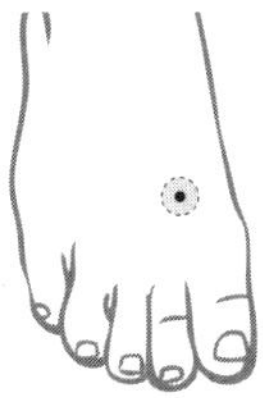

LE 3 – Taichong

Zwischen den Enden der Mittelfußknochen der großen und der zweiten Zehe

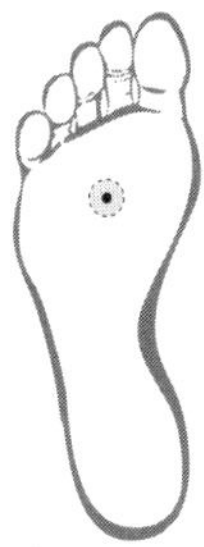

N 1 – Yongquan

Auf der Fußsohle in der Senke zwischen dem Ballen der kleinen und der großen Zehe

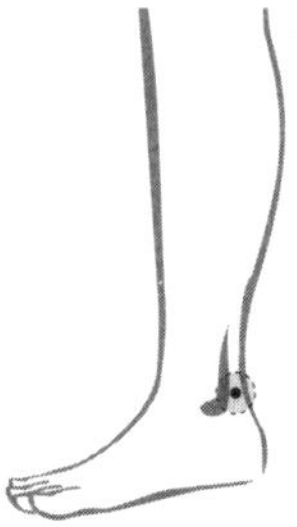

N 3 – Taixi

An der Fußinnenseite zwischen der Achillessehne und dem höchsten Punkt des Fußknöchels

Ernährungsumstellung

Meiden Sie Genussgifte, um Ihr Leber-Qi zu entlasten. Ernähren Sie sich im Sinne der Fünf Elemente und gönnen Sie sich regelmäßig eine Fünf-Elemente-Ernährungskur (→ Seite 92ff.). Achten Sie auch darauf, dass Sie regelmäßig Sojamilch und Sojaprodukte (zum Beispiel Tofu) zu sich nehmen, um Ihr Hormongleichgewicht zu stützen. Wichtig: Reduzieren Sie Übergewicht. Im weiblichen Bauchfett werden Hormone produziert, die den Stoffwechsel empfindlich stören können.

Kalte Waschungen

Bei Hitzewallungen helfen kalte Abreibungen mit einem in kaltes Wasser getauchten Waschlappen. Beginnen Sie an den Füßen und reiben Sie hinauf bis zu Ihrem Herzen. Dann beginnen Sie erneut an Ihren Händen und reiben von hier aus wieder zu Ihrem Herzen.

Reisbrei

Rösten Sie 15 Gramm Sesamkörner in einer heißen Pfanne, bis sie duften, und zerkleinern Sie diese mit einem Mörser. In einem Topf kochen Sie 100 Gramm Reis in 250 ml Wasser zu einem Brei und mischen ihn mit den zerstoßenen Sesamkörnern. Essen Sie den Brei täglich zum Frühstück.

Leinsamen

Essen Sie jeden Morgen ein bis zwei Esslöffel Leinsamen vor dem Frühstück. Das stärkt Ihr Magen- und Milz-Qi.

Linsensalat

Linsen sind ebenfalls reich an Phytoöstrogenen. Versuchen Sie einmal diesen Linsensalat: Mischen Sie 200 Gramm gekochte Linsen, 60 Gramm TK-Erbsen, eine gewürfelte Zwiebel und einen gewürfelten Apfel. Verrühren Sie in einer Schüssel drei Esslöffel Sojaöl, zwei Esslöffel Reisessig, zwei Esslöffel frischen Zitronensaft und vermischen Sie das Gemüse mit dieser Marinade. Mit Salz abschmecken und zwei Stunden ziehen lassen. Vor dem Servieren mit zwei Esslöffeln gehackter Petersilie bestreuen.

Heilkräutertee

Zwei bis drei Tassen Ling-Zhi-Tee (→ Seite 54) helfen hervorragend bei Wechseljahresbeschwerden.

Beschwerden des Bewegungsapparats

Klimatische Faktoren wie Wind, Kälte und Nässe stören Qi und Blut. Sobald das Qi blockiert ist, kann sich dies auf einer Leitbahn in Verspannungen und Schmerzen äußern. Beschwerden des rheumatischen Formenkreises entstehen aus chinesischer Sicht immer durch Einwirkung von Wind und Nässe.

Auch Unfälle und seelische Ursachen können zu Beschwerden des Bewegungsapparats führen. Sie wirken über die Organe sowie ihre zugehörigen Meridiane und können so in weiter entfernte Bereiche des Körpers ausstrahlen.

Arthritis

Typisch für eine Arthritis sind verdickte und deformierte Gelenke an den Knien, den Sprunggelenken, den Zehen, den Handgelenken oder den Fingern. Arthritis gehört zu den entzündlichen rheumatischen Erkrankungen.

Neben einer Überbeanspruchung der Gelenke sieht die chinesische Medizin eine geschwächte Ausdauer, den Alterungsprozess, aber auch Ernährungsmängel und die Einwirkung von Nässe, Wind sowie Kälte als Beschwerdeursachen an. Es kommt zu Störungen von Qi und Blut innerhalb der betroffenen Meridiane. Das kann starke Schmerzen und Bewegungseinschränkungen auslösen.

Das können Sie für sich tun:

Akupressur (→ Seite 60ff.)

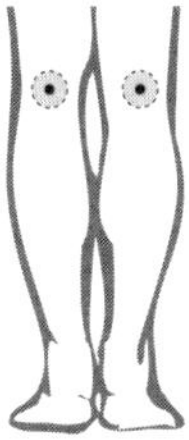

B 40 – Weizhong

Bei Kniebeschwerden empfehlenswert: Der Punkt in der Mitte der Kniekehle

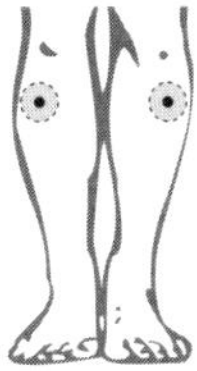

M 36 – Zusanli

Bei Kniebeschwerden empfehlenswert: Außen am Schienbein, vier Querfinger unterhalb der Kniescheibe

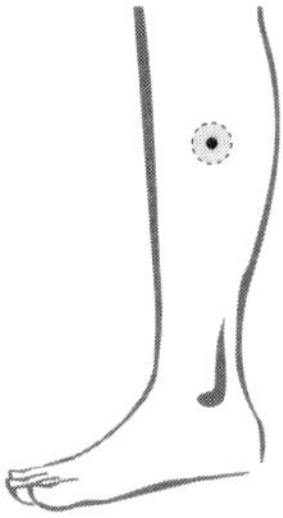

LE 6 – Zhongdu

An der Innenseite der Schienbeinmitte

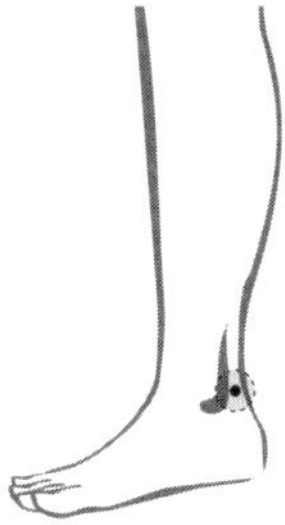

N3 – Taixi

Bei Beschwerden der Fußknöchel: An der Fußinnenseite zwischen dem höchsten Punkt des Knöchels und der Achillessehne

- Akupressurpunkt bei Hüftschmerzen → »Arthrose«, rechte Seite

Ernährungsumstellung

Gönnen Sie sich eine Sieben-Tage-Ernährungskur nach der Fünf-Elemente-Lehre (→ Seite 92ff.) und stellen Sie Ihre Ernährung langfristig um.

Weintraubenkur

Essen Sie ein bis fünf Tage lang ausschließlich frische blaue Weintrauben mit Kernen und Schale (täglich ein bis eineinhalb Kilogramm) und trinken Sie ausreichend Wasser (mindestens zwei Liter täglich).

Sellerie-Möhren-Saft

Trinken Sie jeden Tag 100 ml Selleriesaft pur oder mischen Sie 50 ml Sellerie- mit 50 ml Möhrensaft.

Weizenschrotwickel

Kochen Sie 250 Gramm Weizenschrot in 150 ml Wasser und 150 ml Essig weich. Den heißen Brei streichen Sie fingerdick auf ein sauberes Baumwolltuch. Legen Sie dieses heiß auf die schmerzende Stelle und wickeln Sie darüber ein trockenes Baumwolltuch. Lassen Sie die Schrotpackung zwei Stunden lang einwirken. Abnehmen und lauwarm abwischen. Sie können den Wickel täglich wiederholen.

Heilkräutertee

Entschlackend und entgiftend wirken zwei bis drei Tassen Pu-Erh-Tee pro Tag (→ Seite 51).

Arthrose

Symptomatisch für diese rheumatoide Erkrankung sind Schmerzen an Knien und Hüften. Die Gelenke knirschen und spannen bei Bewegung, grundsätzlich fallen alle Bewegungen schwerer. Auf Dauer können sich die Gelenke verformen. Durch die Schutzhaltung, die beim Gehen eingenommen wird, werden anderen Körperbereiche, wie etwa der Rücken, in Mitleidenschaft gezogen. Die Ursachen für eine Arthrose entsprechen aus chinesischer Sicht weitgehend denen einer Arthritis.

Das können Sie für sich tun:

Akupressur (→ Seite 60ff.)

- Akupressurpunkte für Knie- und Fußgelenkschmerzen → »Arthritis«, Seite 171

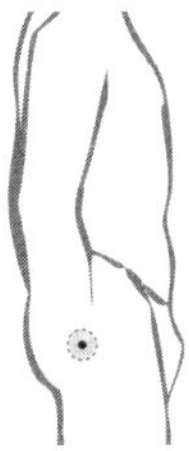

G 30 – Huantiao

Bei Hüftbeschwerden empfehlenswert: Hinter dem Gelenkkopf des Oberschenkelknochens am Gesäßmuskel

Heilmassage

Führen Sie regelmäßig Teile der Heilmassage von Seite 63ff. für die betroffenen Gelenke durch.

Qi Gong

Die sanften Bewegungen des Qi Gong bringen Ihr Qi zum Fließen und erhalten Ihre Beweglichkeit. Außerdem gleichen sie körperliche und seelische Dysbalancen aus (→ Seite 74ff.).

Tai Chi Quan

Je nachdem, ob es Ihre Beweglichkeit zulässt, können Sie sich auch an Tai-Chi-Übungen versuchen (→ Seite 81ff.).

Ernährungsumstellung

Gönnen Sie sich eine Sieben-Tage-Ernährungskur nach der Fünf-Elemente-Lehre (→ Seite 92ff.) und stellen Sie Ihre Ernährung langfristig um.

Heilkräutertee

Entschlackend und entgiftend wirken zwei bis drei Tassen Pu-Erh-Tee pro Tag (→ Seite 51).

Gicht

Bei dieser Stoffwechselkrankheit produziert der Körper in Folge von Fehlernährung zu viel Harnsäure, die sich in Form von Kristallen vor allem am Großzehengelenk ablagert. Das Gelenk ist gerötet, geschwollen und fühlt sich warm an. Ein akuter Gichtanfall verursacht starke Schmerzen. Auch Knie-, Ellenbogen- oder Handgelenke können von einer Gicht betroffen sein. Bei dieser Erkrankung ist der Lebermeridian geschwächt.

Ernährungsumstellung

Die wichtigste Empfehlung bei Gicht ist eine Ernährungsumstellung auf Lebensmittel mit gesunden Fettsäuren (zum Beispiel Seefisch), magerem Eiweiß (zum Beispiel Geflügel), dazu sollten Sie viel frisches Gemüse verzehren und nur wenig Alkohol konsumieren. Gönnen Sie sich eine Sieben-Tage-Kur nach den Fünf Elementen (→ Seite 92ff.).

Möhren-Petersilien-Saft

Mischen Sie 150 Gramm frisch pürierte Petersilie mit 350 ml Möhrensaft und trinken Sie davon einen halben Liter täglich.

Kirschen

Essen Sie am Tag bis zu eineinhalb Kilogramm frische Süßkirschen.

Hexenschuss

Typisch für diese Rückenbeschwerde ist der blitzartig einschießende Schmerz im unteren Lenden- und Kreuzwirbelbereich, der bis in die Oberschenkel ausstrahlen kann. Ein Hexenschuss tritt meist nach schwerem Heben, Bücken oder durch Einwirkung von Kälte, Nässe und Wind auf. Aus chinesischer Sicht ist schwaches Nieren-Qi die Ursache.

Das können Sie für sich tun:

Akupressur (→ Seite 60ff.)

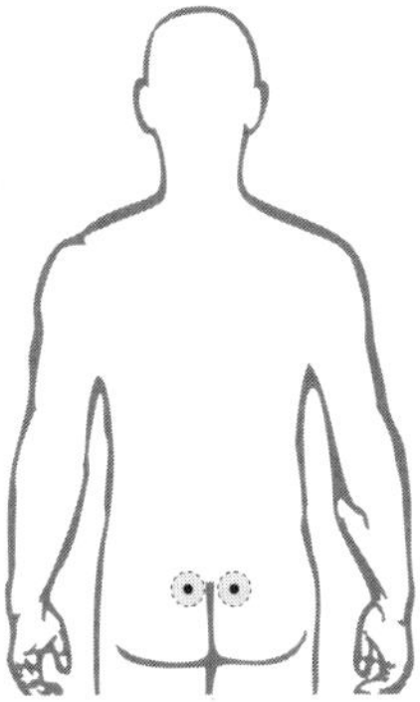

B 30 – Baihuanshu

Dicht neben dem Kreuzbein

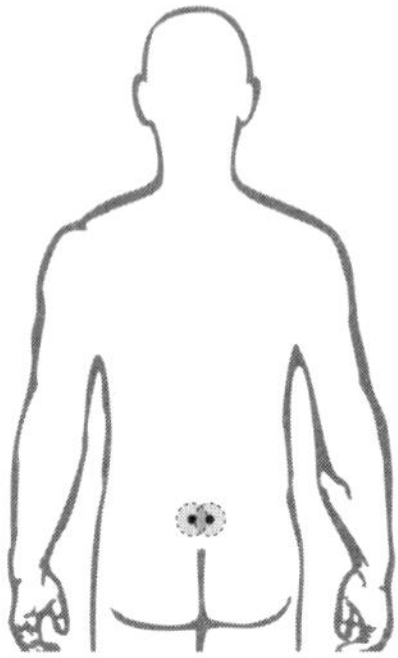

B 31 – Shangliao

In der Vertiefung, die das Kreuzbein oberhalb des Gesäßes bildet

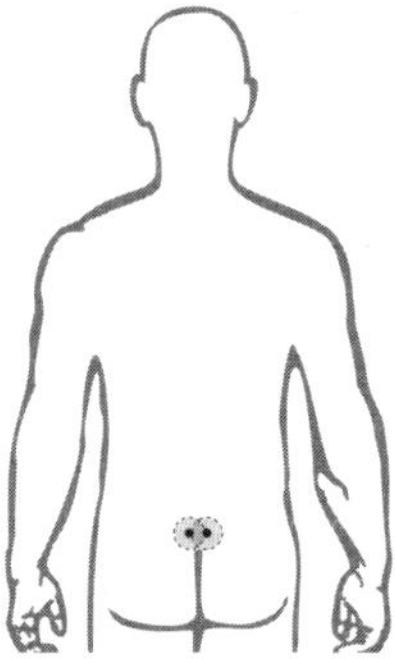

B 32 – Ciliao

Ein Daumenbreit unter B 31

Anis-Rotwein

Erhitzen Sie einen Esslöffel Sternanis in einer Pfanne, bis er zu duften beginnt, und zerreiben Sie ihn anschließend in einem Mörser. Geben Sie das Pulver in ein kleines Glas Rotwein und trinken Sie den Wein zweimal täglich vor den Mahlzeiten.

Heiße Reispackung

Kochen Sie 100 Gramm Reis in einem Topf, bis er bissfest ist. Erhitzen Sie eine Pfanne und rösten Sie nun den Reis darin, bis er Farbe annimmt. Den heißen, klebrigen Reis geben Sie direkt auf die schmerzende Stelle und bedecken ihn mit einem Tuch. Erst abnehmen, wenn der Reis abgekühlt ist.

Rücken-, Kreuz- und Nackenschmerzen

Rücken-, Kreuz- und Nackenschmerzen entstehen an der Lendenwirbelsäule und am Kreuzbein sowie im Nackenbereich. Die Schmerzen gehen meist auf eine dauerhafte Überbelastung, Bewegungsmangel, Übergewicht, seelische Probleme, Kummer und Sorgen zurück. Dadurch wird der Qi-Fluss auf den entsprechenden Meridianen gestört, was wiederum in Wechselwirkung mit den einzelnen Organen treten kann.

Das können Sie für sich tun:

Akupressur (→ Seite 60ff.)

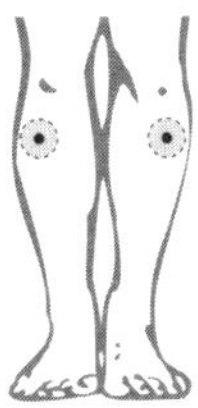

M 36 – Zusanli

Eine Handbreit unter der Kniescheibe und ein Querfinger seitlich außen

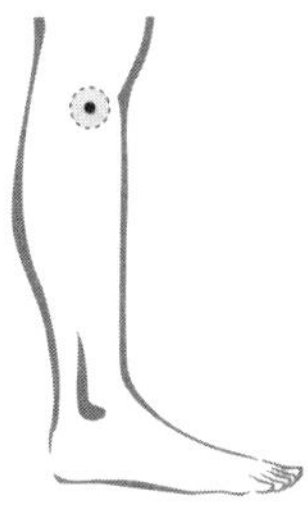

G 34 – Yanglinquan

Unter dem Wadenbeinköpfchen

Heilmassage

Führen Sie die Heilmassage für den unteren Rücken und den Nacken so durch, wie auf Seite 63ff. beschrieben.

Heilmassage bei Kreuzschmerzen

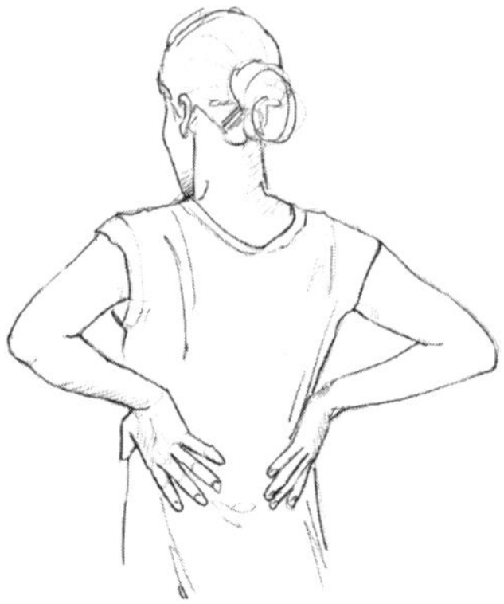

Erwärmen Sie die vom Schmerz betroffene Stelle mithilfe einer Wärmflasche oder eines warmen Kirschkernsäckchens. Massieren Sie den Bereich des Kreuzbeins mit jeweils vier Fingern einer Hand neben der Wirbelsäule. Führen Sie zwanzigmal Streichbewegungen nach oben und nach unten durch. Massieren Sie dann mit den flachen Händen den Bereich, der zwei beziehungsweise vier Querfinger seitlich neben der Wirbelsäule liegt.

Dillwein

Zerreiben Sie einen Teelöffel Dillsamen im Mörser und rühren Sie das Pulver in ein kleines Glas Weißwein. Nehmen Sie dies einmal täglich zu einer Mahlzeit ein.

Kräuterkissen

Hilfreich bei Nacken und Schulterbeschwerden ist folgendes Heilkräuterkissen: Rösten Sie in einer heißen Pfanne 100 Gramm Chrysanthemenblüten, 400 Gramm chinesischen Mutterwurz, 200 Gramm Pfingstrosenwurzel und 150 Gramm Engelwurz. Zerreiben Sie die Kräuter grob und vermischen Sie diese. Füllen Sie diese Mischung dann in einen handelsüblichen Baumwollkissenbezug; sie bleibt drei Monate wirksam. Schlafen Sie auf diesem Kissen, bis die Beschwerden abgeklungen sind.

Hautbeschwerden

An der Haut erkennt ein chinesischer Arzt sehr schnell, wie es um das Befinden eines Patienten bestellt ist. Ihr Aussehen gibt Aufschluss über den Fluss des Qi und den des Bluts. An der Haut zeigen sich die Störungen bestimmter Meridiane, die allgemeine Stoffwechsellage, aber auch wie es um die seelische Verfassung eines Menschen bestellt ist.

Akne

Bei diesem Hautleiden zeigen sich Pickel, Mitesser und Pusteln. Das Hautbild ist fettig und rau, gelegentlich mit Knoten und Entzündungsherden. Akne kann hormonell bedingt während der Pubertät auftreten und manchmal auch während einer Schwangerschaft.

Das männliche Geschlechtshormon Testosteron regt dabei die Produktion der Talgdrüsen an. Kann der Talg durch die Poren nicht mehr abfließen, bilden sich Pusteln. Im Kontakt mit Bakterien können dann Entzündungen entstehen. Seelische Probleme, aber auch Ernährungsmängel und eine unregelmäßige Lebensweise verstärken das Hautproblem. In der chinesischen Medizin wird als Hauptursache eine Schwäche des Lungen- und des Lebermeridians angesehen.

Das können Sie für sich tun:

Akupressur (→ Seite 60ff.)

Die betroffenen Hautbereiche sollten nicht akupressiert werden!

Folgende Punkte sind hingegen hilfreich:

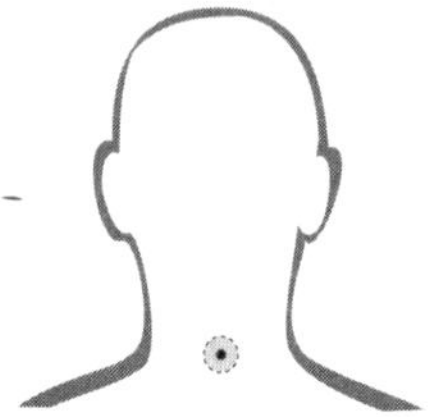

LG 14 – Dazhui

Unterhalb des Dornfortsatzes des siebten Halswirbels am Rücken

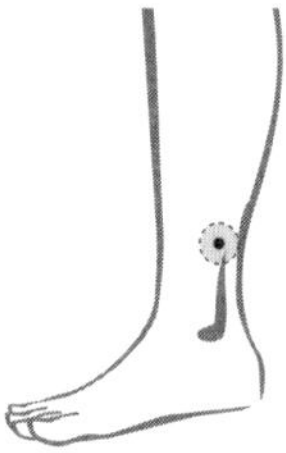

MP 6 – Sanyinjiao

An der inneren Seite des Unterschenkels, vier Querfinger oberhalb des Knöchels

Ernährungsumstellung

Achten Sie darauf, möglichst auf Scharfes beim Essen zu verzichten, da dieses den Lebermeridian befeuert.

Mungbohnen-Gesichtspackung

Zerreiben Sie drei Esslöffel getrocknete Mungbohnen in einem Mörser. Verrühren Sie das Pulver mit etwas destilliertem Wasser zu einer Paste. Tragen Sie die Paste abends vor dem Schlafengehen auf die betroffenen Stellen auf und nehmen Sie diese morgens mit einem in lauwarmes Wasser getränkten Waschlappen wieder ab.

Knoblauch

Essen Sie täglich bis zu fünf rohe, geschälte Knoblauchzehen. Die gesunde Knolle wirkt antibakteriell.

Weizenkeimöl

Nehmen Sie täglich ein bis zwei Teelöffel Weizenkeimöl nach den Mahlzeiten ein. Das Öl hilft beim Entgiften und Ausleiten.

Qi Gong und Tai Chi Quan

Die Übungen können dabei helfen, seelisch wieder ins Lot zu kommen und den Qi-Fluss anzuregen (→ Seite 71ff.). Zudem dämpfen sie so das Entzündungsfeuer des Lebermeridians.

Heilkräutertees

Entgiftend und hautverschönernd wirken Pu-Erh-Tee und Drei-Blumen-Trank. Trinken Sie zwei Tassen täglich im Wechsel (→ Seite 51ff.).

Herpes simplex

Brennen und Spannen, Druckempfindlichkeit und ein starkes Wärmegefühl in den Lippen, den Mundwinkeln oder der Nase kündigen eine Herpesinfektion an. Typisch sind kleine Bläschen an den betroffenen Stellen, die im Lauf der Zeit abheilen.

Verursacht wird diese Krankheit durch Herpesviren. Zu einem Auftreten der Symptome kommt es jedoch immer durch bestimmte Auslöser. So kann es etwa durch eine Schwächung des Immunsystems oder bei instabiler Seelenlage zum Ausbruch des Herpes kommen. Häufig tauchen die ungeliebten Bläschen im Zuge von Erkältungskrankheiten und Stress auf. Aus chinesischer Sicht sind ein schwaches Lungen-Qi und ein geschwächtes Milz- und Magen-Qi die Ursachen für eine Herpes-Infektion.

Das können Sie für sich tun:

Akupressur (→ Seite 60ff.)

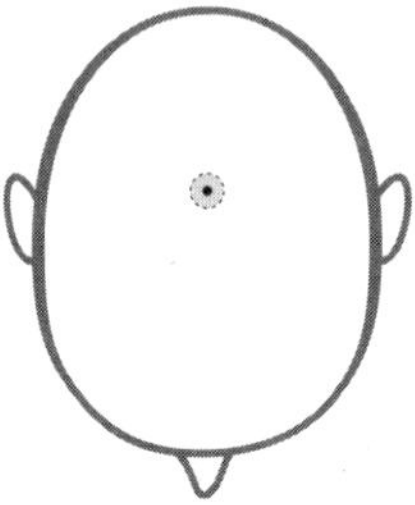

LG 20 – Baihui

Oben auf dem Scheitelpunkt in der Mitte der Schädeldecke

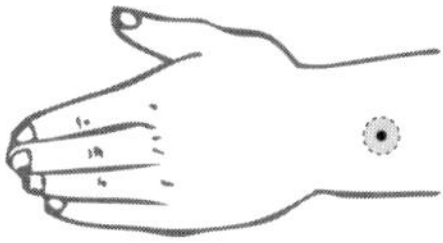

3E 5 – Waiguan

Drei Querfinger von der Handgelenksfalte entfernt

Pflanzliche Pasten

Meerrettich- und Safranpaste sind hilfreich, um das Ausheilen einer Herpes-Infektion zu beschleunigen.

Ätherische Öle

Ebenfalls wohltuend sind Wacholder- oder Zimtöl.

Erdnuss-Bananen-Mischung

Schälen Sie zwei Bananen und zerreiben Sie zehn Erdnüsse in einem Mörser. Pürieren Sie dann beides mit einem Mixstab. Essen Sie von diesem Brei zweimal wöchentlich.

Insektenstich

An der Stichstelle zeigen sich eine Rötung und Schwellung bei gleichzeitig starkem Juckreiz.

Das können Sie für sich tun:

Kaltes Wasser

Als Erste-Hilfe-Maßnahme tauchen Sie ein sauberes Tuch in kaltes Wasser und legen es sofort auf die betroffene Stelle.

Zwiebel

Schneiden Sie eine Zwiebel auf und legen Sie diese mit der Schnittstelle auf den Stich. So lässt sich unter Umständen auch ein Stachel leichter entfernen.

Knoblauchessig

Pressen Sie eine geschälte Knoblauchzehe aus und mischen Sie diese mit einem Teelöffel Essig. Geben Sie diese Paste mehrmals täglich auf den Insektenstich.

Nesselsucht

Hierbei bilden sich in kurzer Zeit hellrote, etwa münzgroße Quaddeln, die stark jucken. Bei Nesselsucht reagiert die Haut auf bestimmte Nahrungsbestandteile, Stress, Kälte oder starke Gefühle. Aus chinesischer Sicht liegt eine Schwäche des Leber- und der beiden Darmmeridiane vor.

Das können Sie für sich tun:

Möhrensaft-Kur

Trinken Sie zwei Wochen lang täglich einen bis eineinhalb Liter Möhrensaft und vermeiden Sie gleichzeitig Süßes.

Kamillenaufguss

Zur Linderung des Juckreizes übergießen Sie einen Teelöffel getrocknete Kamillenblüten mit 500 ml Wasser, bringen dieses zum Kochen und lassen den Aufguss erkalten. Betupfen Sie anschließend die betroffenen Hautpartien mit dem kalten Aufguss.

Thymiantee

Kochen Sie in einem Topf 20 Gramm getrockneten Thymian und 30 Gramm getrockneten Löwenzahn mit 250 ml Wasser auf und lassen Sie den Aufguss fünf Minuten ziehen. Seihen Sie die Kräuter ab und lassen Sie den Aufguss erkalten. Tränken Sie anschließend einen Wattebausch damit und betupfen Sie die betroffenen Stellen.

Sonnenbrand

Zu den leichten Verbrennungen der Haut kommt es, weil ihr durch Hitze Feuchtigkeit entzogen wird und die Hautzellen geschädigt werden. Die Verbrennungen können unterschiedlich stark sein. Bei zusätzlichen Symptomen wie Schwindel und Übelkeit kann es sich um einen Hitzschlag handeln. Suchen Sie in diesem Fall bitte einen Arzt auf.

Das können Sie für sich tun:

Aloe-vera-Saft

Tragen Sie mehrmals täglich Aloe-vera-Saft oder Aloe-vera-Gel (Apotheke) auf die betroffenen Hautstellen auf.

Melonenschalenauflage

Legen Sie mehrmals am Tag Melonenschalen auf die betroffenen Hautstellen.

Grüner Tee mit Kohlstreifen

Schneiden Sie zwei Blätter Chinakohl in Streifen. Kochen Sie 500 ml Wasser auf und geben den Kohl sowie einen Teelöffel Grünen Tee hinein. Lassen Sie den Aufguss fünf Minuten lang ziehen und seihen Sie ihn ab. Der Tee hilft innerlich wie äußerlich.

Beschwerden des Nervensystems

Jedes Organ hat in der Traditionellen Chinesischen Medizin neben seinem körperlichen Bezug, seinem Element und seinen Wechselwirkungen mit anderen Organbereichen immer auch einen seelisch-geistigen Bezugsrahmen.

Ein Übermaß innerer Faktoren kann sich zum einen auf der körperlichen Ebene in Störungen und Krankheiten zeigen: So liegt Beschwerden von Herz und Kreislauf meist eine mangelhaft entwickelte Persönlichkeit zugrunde, Leberblockaden hingegen beruhen auf Störungen im Verhalten zur Umwelt (zum Beispiel Reagieren, Rücksichtnahme oder Durchsetzung), Nierenbeschwerden liegen Beziehungsstörungen zugrunde (zum Beispiel Abgrenzung oder Offenheit), und Milzblockaden beruhen auf Störungen im Besitzdenken (zum Beispiel Geben und Nehmen).

Zum anderen können sich Beschwerden aber auch auf der rein seelischen Ebene manifestieren. Die chinesische Medizin sieht in der Entstehung von Krankheiten des Nervensystems immer einen unangemessenen Umgang mit den eigenen Gefühlen oder eine Unterdrückung bestimmter innerer Faktoren.

Depressive Verstimmungen

Depressive Verstimmungen zeigen sich in einem Gefühl der Mutlosigkeit, der Trauer und des Kummers. Der Betroffene fühlt sich matt, lust- und energielos, müde und verzweifelt.

Am meisten leiden depressive Personen darunter, sich aus ihrem momentanen Tief nicht befreien zu können. Depressionen können durch eine konkrete Ursache ausgelöst werden, wie Trauer oder Trennung, unerfüllte Hoffnungen und Wünsche oder Misserfolge. Sie können sich aber auch über Jahre schleichend entwickeln. Depressionen stehen aus chinesischer Sicht im Zusammenhang mit Besitzstreben und damit zur Milz. Während Depressionen eine behandlungsbedürftige Krankheit sind, handelt es sich bei depressiven Verstimmungen um gelegentlich auftretende Gemütslagen.

Das können Sie für sich tun:

Qi Gong und Tai Chi Quan

Regelmäßiges Üben vertieft die Atmung, belebt und kann insbesondere morgens stimmungsaufhellend wirken.

Heilmassage

Massieren Sie sich morgens nach dem Aufstehen von den Füßen bis hinauf zum Gesicht. Verwenden Sie dazu eine Massageölmischung aus Basilikumöl, Salbeiöl, Rosenöl, Römischem Kamillenöl und Thymianöl (alles zu gleichen Teilen). Sie können auch einige Tropfen auf eine Duftlampe geben. Die ätherischen Öle wirken stimmungsaufhellend.

Licht

Oft fehlt es bei Depressionen an einer ausreichenden Produktion des Glückshormons Serotonin. Dieses kann nur unter Einfluss von Licht hergestellt werden. Am besten ist natürliches Sonnenlicht, das Sie jeden Tag mindestens eine halbe Stunde lang genießen sollten. Wenn die Witterung dies nicht zulässt, legen Sie sich auf die Sonnenbank.

Nahrungsergänzung

Nehmen Sie ausreichend Vitamine der B-Gruppe zu sich, zum Beispiel aus Nüssen, Meeresfrüchten oder Hülsenfrüchten. Dies stärkt das Nervensystem.

Schafgarbe-Johanniskraut-Tee

Lassen Sie sich in der Apotheke zu gleichen Teilen Schafgarbe und Johanniskraut mischen. Überbrühen Sie zwei Teelöffel der Kräuter mit 250 ml heißem Wasser. Lassen Sie den Aufguss zehn Minuten lang ziehen und trinken Sie davon zwei Tassen täglich.

Kräuterkissen

Rösten Sie in einer trockenen Pfanne 150 Gramm Chrysanthemenblüten, 150 Gramm Maulbeerblätter, 150 Gramm Mandarinenblätter, 150 Gramm Mungbohnenschalen, 150 Gramm Cassia tora, 150 Gramm Gentiana scabra und 150 Gramm Wurzelhaut des chinesischen Bocksdorn (Lycium chinense). Zerkleinern Sie die Mischung grob, lassen Sie sie erkalten und füllen Sie sie in den Bezug eines handelsüblichen Baumwollkissens. Schlafen Sie jede Nacht auf diesem Kissen.

Kopfschmerzen

Bei Kopfschmerzen wird unterschieden zwischen eigenständigen Kopfschmerzen und solchen, die im Gefolge anderer Krankheiten (zum Beispiel Erkältungskrankheiten) einhergehen. Unter den primären Kopfschmerzen treten am häufigsten die sogenannten Spannungskopfschmerzen auf. Symptomatisch für diese sind Schmerzen an den Schläfen, der Stirn bis hin zu schmerzenden Augen. Ursachen können eine zu geringe Trinkmenge sein, Erschöpfung und Schlafmangel, aber auch Depressionen, Ängste und Aggressionen. Sorgen schwächen Magen sowie Milz und damit den Dreifachen Erwärmer. Ärger und Zorn erhöhen das Leber-Yang. Auch Lesen oder Computerarbeit lässt das Leber-Yang ansteigen. Aber auch ein schwaches Nieren-Qi durch Überarbeitung führt zu Qi- und Blutschwäche und damit zu Kopfschmerzen. Fehlhaltungen, Verspannungen sowie Kälte, Nässe, Wind und Hitze können ebenfalls Kopfweh verursachen.

Das können Sie für sich tun:

Akupressur (→ Seite 60ff.)

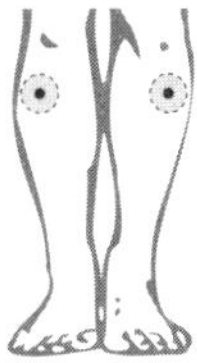

M 36 – Zusanli

Außen am Schienbein, vier Querfinger unter der Kniescheibe

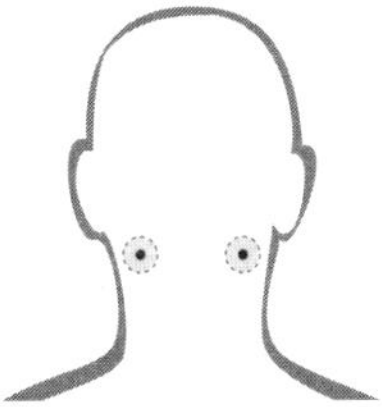

G 20 – Fengchi

Am unteren Hinterhauptrand

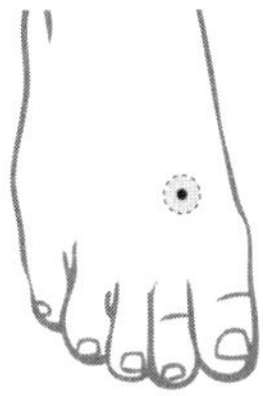

LE 3 – Taichong

Zwischen den Enden der beiden Mittelfußknochen der großen und der zweiten Zehe

Wichtig: Kneten Sie nach der Akupressur den Fuß von der Sohle bis hinauf zum Knie. Streichen Sie hin und her und kneten dann Unterschenkel und Fußsohle etwas fester. Zum Schluss streichen Sie wieder von der Fußspitze bis zum Knie.

Qi Gong und Tai Chi Quan

Regelmäßiges Üben (→ Seite 71ff.) regt den Fluss von Qi und Blut an, wirkt entspannend und lässt ein zu starkes Leber-Yang absinken.

Knoblauchpaste

Pressen Sie zwei Zehen Knoblauch aus und geben Sie ein wenig von der Paste in Ihre Nase. Nach Belieben können Sie die Anwendung wiederholen, bis die Schmerzen abgeklungen sind.

Heilkräutertee

Trinken Sie täglich zwei bis drei Tassen Grünen Tee (→ Seite 51). Dieser ist reich an Vitamin C sowie gesunden Pflanzenstoffen und wirkt vitalisierend und stärkend.

Kräuterkissen

Rösten Sie in einer trockenen Pfanne 500 Gramm weiße Chrysanthemenblüten, 500 Gramm indische Chrysanthemenblüten, 500 Gramm Windmaulbeerblätter, 500 Gramm Magnolienblüten, 100 Gramm Färberdistel, 200 Gramm Minze und zerstoßen Sie diese Mischung etwas. Dann geben Sie 50 Gramm Kampfer hinzu und nähen die Kräuter in ein Mullsäckchen ein, das Sie in Ihren Kopfkissenbezug stecken. Schlafen Sie jede Nacht auf diesem Kissen. Die Mischung ist drei Monate lang wirksam.

Schlafstörungen

Typische Anzeichen von Schlafstörungen sind Ein- und Durchschlafbeschwerden. Langfristig schwächen Schlafstörungen den Körper und das Abwehrsystem, da sich der Körper nachts nicht ausreichend regenerieren kann. Krankheiten sind die Folge. Nicht zuletzt ist die Leistungsfähigkeit herabgesetzt und das Unfallrisiko erhöht.

Bei Schlafbeschwerden sieht man in der Traditionellen Chinesischen Medizin eine Störung im Übergang von Aktivität (Yang) zu Ruhe und Entspannung (Yin). Zudem ist das Nervensystem geschwächt. Ängste, Stress oder seelische Überlastung können die Nieren schwächen. Sorgen und Kummer belasten das Milz-Qi. So kommt es zu einem Aufsteigen von Yang. Auch ein erhöhtes Leber-Yang kann die Ursache für Schlafstörungen sein.

Das können Sie für sich tun:

Qi Gong und Tai Chi Quan

Regelmäßiges Üben von Qi Gong und Tai Chi Quan hilft Ihnen dabei, Ihre Gefühle zu ordnen und mehr Ausgeglichenheit zu finden (→ Seite 71ff.). Bei Schlafstörungen üben Sie am besten kurz vor dem Einschlafen. So vertieft sich Ihr Atem, und Sie kommen leichter zur Ruhe.

Heilbad

Nehmen Sie abends vor dem Einschlafen ein warmes Bad mit Melisse oder Johanniskraut als Badezusatz. Auch Lavendelblüten wirken harmonisierend. Die Badedauer beträgt 15 Minuten. Danach sollten Sie gleich zu Bett gehen.

Banane mit Honig

Essen Sie abends vor dem Zubettgehen Bananenstückchen mit etwas Honig. In der Banane steckt Tryptophan, das zusammen mit dem Zucker zu Serotonin umgewandelt wird. Daraus wiederum bildet der Körper im Schlaf das Schlafhormon Melatonin. Sie können vor dem Zubettgehen auch ein Glas warme Milch mit etwas Honig trinken. In ihr stecken dieselben schlaffördernden Wirkstoffe.

Orange

Legen Sie auf Ihr Nachtkästchen eine getrocknete Orangenschale. Ihr Duft wirkt beruhigend.

Kräuterkissen

Rösten Sie in einer heißen Pfanne 1200 Gramm chinesischen Engelwurz, 1000 Gramm Astragalus mongolicus, 200 Gramm rote Jujuba-Datteln, 500 Gramm Wurzel des chinesischen Fingerhuts, 500 Gramm Narde, 500 Gramm Kokospilz, 500 Gramm weichhaarigen Odermennig und 100 Gramm Knollenwurzel. Zerkleinern Sie die Mischung etwas, lassen Sie sie abkühlen und füllen Sie die Kräuter in ein handelsübliches Baumwollkissen. Schlafen Sie jede Nacht darauf. Die Kräutermischung ist rund drei Monate lang wirksam.

Zahnschmerzen

Zahnschmerzen sind keine Krankheit, sondern ein Symptom für Beschwerden des Kauapparates. Dabei schmerzen die Nervenenden von Zähnen oder Zahnfleisch in unterschiedlicher Art und Weise. Die Zähne reagieren beispielsweise empfindlich auf Süßes, Kaltes und Heißes. Das Zahnfleisch hingegen kann gerötet oder entzündet sein mit einer leichten Blutungsneigung. Aus chinesischer Sicht ist eine Störung des Dickdarmmeridians der Grund für Zahnschmerzen im Oberkiefer, ein gestörter Magenmeridian die Ursache für Beschwerden im Unterkiefer. Nierenschwäche kann die Zähne anfällig für Kariesbakterien machen. Alle Zahnbeschwerden sollten von einem Zahnarzt behandelt werden. Begleitend können Sie die Schmerzen lindern.

Das können Sie für sich tun:

Akupressur (→ Seite 60ff.)

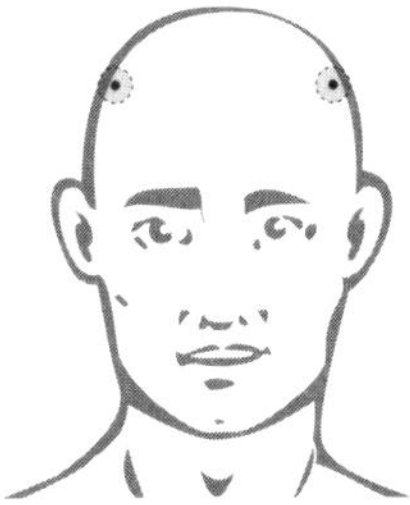

M 8 – Touwei

An der Schläfe, einen halben Zentimeter oberhalb des Haaransatzes

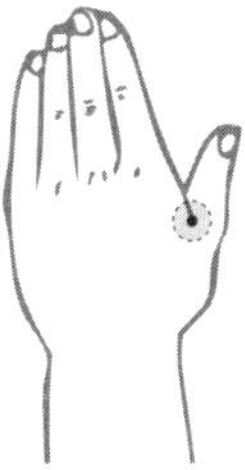

DI 4 – Hegu

Am Ende der Daumenfalte zwischen Zeigefinger und Daumen

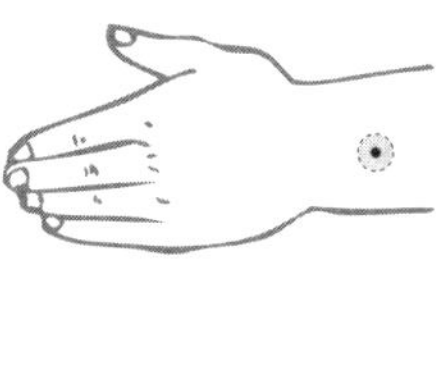

3E 5 – Waiguan

Oberhalb des Handrückens, zwei Daumenbreit von der Handgelenksfalte in Richtung Ellenbogen

Koriander-Mundspülung

Geben Sie neun Gramm Koriandersamen in einen Topf mit zwei Litern Wasser und kochen Sie diese Flüssigkeit bei starker Hitze auf einen Liter ein. Seihen Sie die Samen ab. Gurgeln Sie bei Bedarf mit dieser Abkochung, die lindernd bei Zahnschmerz wirkt.

Salzspülung

Entzündungshemmend wirkt eine Mundspülung mit warmem Salzwasser morgens vor oder nach dem Zähneputzen. Danach gut mit klarem Wasser nachspülen.

Heilkräutertee

Zwei bis drei Tassen Dong-Ling-Tee (→ Seite 52) wirken lindernd bei Zahnfleischproblemen und Schleimhautentzündungen im Mund.

Anhang

Die folgenden Meditationen und Massagen befinden sich auch auf den Audio-CDs »Herz-Meditation«, »Heilmassagen«, »Fünf-Elemente-Meditationen« und »Liebesmeditation«, die im Mankau Verlag erschienen und als Set in der »TCM-Box« erhältlich sind. Alle CDs enthalten eine persönliche Einführung von Li Wu und sind auch als Downloads in den gängigen Hörbuchportalen erhältlich.

Fünf-Elemente-Meditationen

Einleitung

Die Fünf Elemente sind Ausdruck des Denkens in Kreisläufen innerhalb der chinesischen Philosophie. Dabei werden alle Phänomene und Abläufe in der äußeren Natur, aber auch im Menschen erfasst: die Jahreszeiten, die Tageszeiten, die Lebensphasen, Energien in den Meridianen, Farben, Geschmack, körperliche Prozesse und auch seelische Qualitäten.

Durch die Fünf-Elemente-Meditationen lenken Sie Ihre Gedanken auf die Elemente Wasser, Holz, Feuer, Erde und Metall sowie auf die Entwicklung des Seins, des Werdens, Wachsens und Vergehens. Zeit spielt dabei keine Rolle. Wenn Sie sich Entspannung wünschen, die Sie gleichzeitig mit Energie und Vitalität erfüllt, machen Sie sich mit den Fünf-Elemente-Meditationen auf den Weg, wieder mit sich und den Kräften der Natur eins zu werden.

Stärkung der Fünf Elemente durch Meditationen

Diese Übungen führen Sie am besten morgens nach dem Aufstehen oder zu einem Zeitpunkt Ihrer Wahl durch, wenn Sie Ruhe und Zeit für sich haben.

Der Morgen hat den Vorteil, dass Körper, Geist und Seele nach der Nachtruhe aufnahmefähig und frisch sind und Sie sich mit diesen Meditationen zusätzlich für den Tag stärken können.

Ich empfehle, diese Meditationen im Liegen auf einer Matte durchzuführen.

Stärkung des Holz-Elementes

Holz steht für die Farbe Grün und die Kreativität. Es stärkt die körperliche und seelische Ausdauer. Ein Holz-Typ ist ein Schöpfergeist, er ist abenteuerlustig und in jeder Hinsicht beweglich und jugendlich. Das Geburtsjahr eines Holz-Typen endet immer auf einer Vier oder Fünf. Holz steht für die Lebensphase der Kindheit und Jugend. Die beste Tageszeit für einen Holzmenschen ist der Vormittag. Die zugeordneten Organe sind die Leber und die Gallenblase.

Legen Sie sich entspannt auf den Rücken und schließen Sie Ihre Augen. Reiben Sie Ihre Handflächen aneinander, bis Ihre Hände warm und energiegeladen sind ..., Sie reiben die Hände, bis sie warm und energiegeladen sind ... Legen Sie nun die linke Hand über die Leber, also auf Ihre rechte Seite, unterhalb des Rippenbogens, und die rechte Hand darüber. Halten Sie Ihre Hände auf jeden Fall so, dass es sich für Sie bequem anfühlt. Schließen Sie Ihre Augen und atmen Sie ruhig und tief in Ihrem eigenen Atemrhythmus ein und aus. Bleiben Sie mit Ihrer Aufmerksamkeit noch bei Ihrem Atem. Ihr Atem kommt und geht in Ihrem Rhythmus. Sie atmen ein und aus ... Ihr Atem strömt ein und aus ... Spüren Sie, wie sich Ihr Bauch beim Einatmen hebt und beim Ausatmen wieder flacher wird ... Mit jedem Einatmen strömt Energie in Sie hinein, mit jedem Ausatmen verlässt Altes, Verbrauchtes Ihren Körper ... Ihr Atem strömt in den Körper hinein und fließt weiter über Ihre Hände in den Körper. Der Atem strömt über die Nase und die Luftröhre in die Lunge und weiter in den Bauch, über Ihre Arme in die Hände. Stellen Sie sich vor, dass sich mit dem nächsten Einatmen die einfließende Energie in einen frischen Grünton färbt. Ein frisches lebhaftes kraftvolles Grün, wie das Blätterkleid der Bäume im Frühling. Diese Energie in der Farbe des hellen, frischen und kraftvollen Grüns atmen Sie ein, mit jedem Atemzug mehr. Dieses Qi fließt über Ihre Hände in die Leber und in die Gallenblase. Gleichzeitig strömt dieses kraftvolle frische Grün auch aus dem Brust- und Bauchraum in diese Organe. Ihre Leber und Gallenblase füllen sich immer mehr mit der Farbe des Frühlings. Sie atmen ein, der Bauch hebt sich, Sie atmen aus, der Bauch senkt sich ... So wie ein Windhauch die kraftvollen grünen jungen Blätter am Baum streift und sie zusätzlich belebt, so weht ein frischer belebender Windhauch durch Ihre Leber und Gallenblase. Stellen Sie sich nun vor, dass Sie im Frühling vor einer prächtigen Buche stehen, die vor wenigen Tagen ihre Blätter in frischem Frühlingsgrün entfaltet hat. Sie saugen diesen Anblick mit den Augen und mit jedem Atemzug in sich auf. Mit jeder Sekunde dieses Anblicks nehmen Sie über die Augen immer mehr dieser grünen lebendigen Kraft auf und atmen die lebendige, frische, mit Sauerstoff erfüllte Luft ein und erfüllen so, mehr und mehr, Ihre Leber und Ihre Gallenblase. Dieses satte frische lebendige Grün strömt über die Augen und den Einatem in Sie ein. Die Augen erquicken sich an der Farbe, die Leber und Gallenblase werden erfrischt. Sie lassen Ihren Blick in die Ferne schweifen an den weiten Horizont ..., sodass Sie auch Ihren Geist weiten können ... Ein Windstoß bewegt die Blätter des wunderbaren Baumes. Sie spüren die Luftbewegung mit jeder Zelle Ihres Körpers. Nach und nach ist Ihr gesamter Körper von frischem, grünem, kraftvollem Holz-Qi erfüllt. Mögen Sie es, vom Wind durchgepustet zu werden? Dann lassen Sie einen kräftigen Wind durch Ihre Zellen und Ihren Geist wehen. Mögen Sie einen sanften Windhauch, dann spüren Sie, wie er sanft über Sie und durch Sie hinweg streicht. Das grüne frische kraftvolle Qi strömt in Sie ein, erfüllt Ihr gesamtes Auge, die Pupille und den Augapfel. Jede Kapillare des Auges ist von frischem grünem Licht erfüllt. Ihre Augen und Ihr Geist sind vom Blick auf den weit entfernten Horizont entspannt. Ihre Leber und Ihre Gallenblase sind vom frischen Frühlings-Qi erquickt, und jede Zelle erfreut sich an dem lebhaften, so überaus kraftvollen Frühlingsgrün. So ist Ihr gesamter Körper, über die Augen, die Leber und die Gallenblase, bis in jede Zelle mit frischem lebendigen grünen Qi erfüllt, und das Holz-Element in Ihrem Körper ist maximal gestärkt. Danken Sie zum Abschied diesem Baum mit dem frühlingsgrünen Blätterkleid für die Kraft, die Frische und die Lebendigkeit, danken Sie dem Horizont für den Weitblick und dem Wind für das Durchpusten. Nehmen Sie nun wieder Ihren Atem wahr. Den Einatem, den Ausatem, Ihren Einatem und Ausatem – der ganz in Ihrem Rhythmus fließt, und machen Sie sich bereit, mit Ihrer Aufmerksamkeit in den Alltag zurückzukehren.

Atmen Sie noch einige Male tief durch, strecken Sie nun Ihre Beine, Ihre Arme und Finger nach oben aus und öffnen Sie Ihre Augen. Die Meditation ist beendet! Und Sie sind mit Ihrer Aufmerksamkeit wieder ganz in der Gegenwart! Legen Sie Ihre Hände zur Seite und spüren Sie nach. Wie fühlen Sie sich?

Stärkung des Feuer-Elementes

Feuer steht für die Farbe Rot und die Freude am Leben. Es stärkt die Leistung von Herz und Kreislauf. Ein Feuer-Typ ist ein Mensch, der nach vorne blickt. Er hat Humor, ist spontan und liebt das Gespräch. Das Feuer steht in der Fünf-Elemente-Lehre für den Teenager und den jungen Erwachsenen. Das Geburtsjahr eines Feuer-Typen endet immer auf einer Sechs oder einer Sieben. Die beste Tageszeit für einen Feuermenschen ist der Mittag. Die zugehörigen Organe sind das Herz und der Dünndarm.

Legen Sie sich entspannt auf den Rücken und schließen Sie Ihre Augen. Reiben Sie Ihre Handflächen aneinander, bis die Hände warm und energiegeladen sind ..., Sie reiben Ihre Hände ... bis sie warm und energiegeladen sind. Legen Sie nun die linke Hand in den Herzbereich und die rechte Hand unter den Nabel. Schließen Sie Ihre Augen und atmen Sie ruhig und tief in Ihrem eigenen Atemrhythmus ein und aus. Ihr Atem kommt und geht in Ihrem Rhythmus. Sie atmen ein und aus ... Ihr Atem strömt ein und aus ... Spüren Sie, wie sich Ihr Bauch und die Brust beim Einatmen heben und beim Ausatmen wieder flacher werden ... Mit jedem Einatmen heben sich Brust und Bauch, mit jedem Ausatmen senken sich Brust und Bauch ... Ihr Atem strömt in den Körper hinein, in Ihr Herz und in den Dünndarm. Mit dem nächsten Einatem fließt die Energie zusätzlich über Ihre Hände in das Herz und in den Dünndarm. Sie atmen ein, der Bauch hebt sich, Sie atmen aus, der Bauch senkt sich ... Stellen Sie sich nun vor, dass mit jedem Einatem warmes, feuerrotes Qi in Sie hineinströmt, zu Ihrem Herzen und zum Dünndarm fließt. Das Ausatmen nimmt Verbrauchtes und Altes mit, Bauch und Brust senken sich wieder. Warmes feuerrotes Licht pulsiert unter Ihren Händen. Sie können sich vorstellen, dass Sie in einer warmen Sommernacht in ein lebendiges, warmrotes Lagerfeuer blicken. Sich lassen sich erwärmen ..., Sie beobachten die unterschiedlichen Rottöne ... und nehmen diese warme, feuerrote Energie in sich auf ... Das Feuer spendet Wärme, Geborgenheit und lodernde, impulsive Energie, gleichzeitig wirkt es verzehrend und auslöschend. Sie blicken in das Lagerfeuer und freuen sich über den Feuerschein, die Wärme, die Fröhlichkeit und die Lebendigkeit um Sie herum. Sie hören ein fröhliches Lachen ... So wie das warme, feuerrote Qi mit Ihrem Atem in Ihr Herz hineinströmt, so ist Ihr Herz gleichermaßen von Freude durchströmt. Das warme, rote Licht und die Freude durchstrahlen Ihr Herz. Sie atmen Qi ein ... und aus ... und der Atem nimmt Altes und Verbrauchtes aus Ihrem Körper mit. Mit jedem Einatmen wird die feuerrote warme Kraft in Ihnen stärker ... Das rote freudige Leuchten nimmt immer mehr zu, bis es schließlich überströmt in die Blutbahnen ... und über diese nach und nach den gesamten Körper erreicht. Atmen Sie in Ihrem Rhythmus weiter, der Atem kommt und geht ... Das warme, rote und fröhliche Qi fließt in den Brustraum, in den Bauch. Sie atmen feuerrotes, warmes Qi ein, es strömt über die Blutbahnen in die Beine, in die Arme, in den Kopf und erfüllt auch Ihre Zunge. Ihr Herz, Ihr Dünndarm, Ihre Zunge und Ihre Blutbahnen sind mit feuerrotem, warmem und fröhlich-freudvollem Qi erfüllt. Ganz und gar durchflutet diese warme rote Energie Ihren Körper. So ist Ihr gesamter Körper von den Haarspitzen bis zu den Fußspitzen wohlig warm und mit feuerrotem Qi erfüllt. Das Feuer-Element in Ihrem Körper ist maximal gestärkt.

Nehmen Sie nun wieder Ihren Atem wahr, das Einatmen, das Ausatmen, und machen Sie sich bereit, mit Ihrer Aufmerksamkeit in den Alltag zurückzukehren. Atmen Sie noch einige Male tief durch, strecken Sie Ihre Beine aus, recken Sie Arme und Finger nach oben und öffnen Sie Ihre Augen. Die Meditation ist nun beendet! Und Sie sind mit Ihrer Aufmerksamkeit wieder ganz in der Gegenwart! Legen Sie Ihre Hände zur Seite und spüren Sie nach. Wie fühlen Sie sich?

Stärkung des Erd-Elementes

Erde steht für die Farbe Gelb-Orange und die Festigkeit. Es stärkt die Stoffwechselleistungen und die Verdauung. Ein Erde-Typ ist harmoniebetont, loyal und klar in seinen Aussagen und seinem Denken. Die Erde steht für die Lebensphase des Erwachsenen. Das Geburtsjahr eines Erd-Typen endet immer auf einer Acht oder einer Neun. Die beste Tageszeit für einen Erdemenschen ist der späte Nachmittag. Die entsprechenden Organe sind die Milz und der Magen.

Legen Sie sich entspannt auf den Rücken und schließen Sie Ihre Augen. Reiben Sie Ihre Handflächen aneinander, bis sie warm und energiegeladen sind ..., Sie reiben die Hände, bis sie warm und energiegeladen sind. Legen Sie Ihre energetisierten Hände jetzt nebeneinander in Höhe des Magens auf den Körper. Schließen Sie Ihre Augen und atmen Sie ruhig und tief in Ihrem eigenen Atemrhythmus ein und aus. Bleiben Sie mit Ihrer Aufmerksamkeit noch einen Moment bei Ihrem Atem. Ihr Atem strömt ein und aus ... Ihr Atem kommt und geht in Ihrem Rhythmus. Sie atmen ein und aus ... Ihr Atem strömt ein und aus ... Spüren Sie, wie sich Ihr Bauch und die Brust beim Einatmen heben und beim Ausatmen wieder flacher werden ... Mit jedem Einatmen hebt sich der Bauch unter Ihren Händen, mit jedem Ausatmen senkt sich der Bauch unter Ihren Händen. Ihr Atem strömt in den Körper hinein und erfüllt den Magen unter Ihren Händen mit einem warmen gelb-orangen Licht. Der Ausatem nimmt Verbrauchtes mit sich mit. Sie atmen warmes gelb-oranges Licht in den Magen ein, der Ausatem nimmt Altes, Verbrauchtes mit. Mit dem nächsten Einatem fließt die Energie zusätzlich über Ihre Hände in den Magen. Sie atmen ein, der Bauch hebt sich, Sie atmen aus, der Bauch senkt sich ... Stellen Sie sich vor, dass mit jedem Einatem warmes, gelb-oranges Qi in Sie hineinströmt und zu Ihrem Magen und Ihrer Milz weiterfließt. Der Ausatem nimmt Verbrauchtes und Altes mit, der Bauch senkt sich wieder. Warmes gelb-oranges Licht pulsiert unter Ihren Händen. Mit jedem Einatmen wird das Licht stärker. Sie bleiben noch eine Weile mit Ihrer Aufmerksamkeit dabei, atmen in Ihrem Rhythmus ein und aus, beobachten, wie das warme, gelb-goldene Qi immer mehr an Intensität zunimmt, von Atemzug zu Atemzug, und jeder Ausatem Altes, Verbrauchtes mitnimmt. Stellen Sie sich vor, Sie sitzen im Spätsommer am wunderschönsten Platz, den Sie kennen, die Sonne erfüllt die weite Umgebung mit warmem, gelb-orangem Licht ..., Sie riechen frische Erde, genießen Ihr Glück in der Wärme des gelb-orangen Spätsommers. Das warme, gelb-orange Licht wird von Mal zu Mal kräftiger, pulsierender ... Atmen Sie weiter, in Ihrem Tempo, entspannen Sie weiter mit jedem Atemzug, saugen Sie die Atmosphäre an Ihrem wunderschönen Platz auf, der Sie mit neuem Qi und warmem, gelb-orangem Licht und satter Kraft erfüllt ... Ihr Magen ist von dieser Kraft erfüllt, Ihre Milz ..., das warme, gelb-goldene Licht erfüllt nach und nach den gesamten Bauchraum ..., auch die Bauchmuskeln, die Brustmuskeln, die Muskeln in Armen, in den Beinen. Ihr Bauch mit allen Organen, Ihre Muskeln und schließlich auch die Mundhöhle sind ganz von dem warmen, belebenden und gelb-orangem Qi durchflutet. Ihr Atem kommt und geht ... und mit ihm die warme, gelb-orange Erd-Energie ... Nehmen Sie noch drei Atemzüge, mit jedem Einatmen saugen Sie warme, gelb-orange Erd-Energie auf, mit dem Ausatmen geben Sie Altes, Verbrauchtes ab. Die Erdenergie durchströmt Ihren gesamten Muskeltonus, Ihren Magen, Ihre Milz und Ihren Mund. Nehmen Sie noch drei Atemzüge und machen Sie sich bereit, in den Alltag zurückzukehren: Eins ...

Einatmen ... Ausatmen ..., zwei ... Einatmen ... Ausatmen ..., drei ... Einatmen ... Ausatmen. So ist Ihr gesamter Körper, von der Kopfhaut bis zum kleinen Zeh, maximal mit dem warmen gelb-goldenen Qi erfüllt, und das Erd-Element in Ihrem Körper ist maximal gestärkt.

Machen Sie sich bereit, mit Ihrer Aufmerksamkeit nun in den Alltag zurückzukehren ... und atmen Sie dazu noch einige Male tief durch ..., öffnen Sie Ihre Augen, strecken Sie Ihre Beine aus, räkeln Sie sich und recken Sie Ihre Arme und den Zeigefinger über Ihren Kopf. Die Meditation ist nun beendet. Sie sind mit Ihrer Aufmerksamkeit wieder ganz in der Gegenwart! Legen Sie die Hände zur Seite. Spüren Sie nach.

Stärkung des Metall-Elementes

Metall steht für die Farbe Grau und die Fähigkeit zur inneren Sammlung. Es stärkt die körperliche und seelische Ausdauer. Ein Metall-Typ ist zielgerichtet, gewissenhaft und schafft Struktur. Das Metall steht für die Lebensqualität der Reife, die Zeit also des Erwachsenen in seiner zweiten Lebenshälfte. Das Geburtsjahr eines Metall-Typen endet immer auf einer Null oder einer Eins. Die beste Tageszeit für einen Metallmenschen ist der frühe Abend. Die entsprechenden Organe sind die Lunge und der Dickdarm.

Legen Sie sich entspannt auf den Rücken und schließen Sie Ihre Augen. Reiben Sie Ihre Handflächen aneinander, bis die Hände warm und energiegeladen sind ..., Sie reiben die Hände, bis sie warm und voller Energie sind ...

Legen Sie nun eine Hand auf Ihren Brustkorb, die andere auf den Unterbauch, schließen Sie Ihre Augen und atmen Sie ruhig und tief in Ihrem eigenen Atemrhythmus ein und aus. Sie spüren Ihre warmen Hände auf dem Brustkorb und Ihrem Unterbauch und fühlen, wie sich Ihre Brust und Ihr Bauch mit jedem Einatmen heben und mit jedem Ausatmen senken. Ihr Atem kommt und geht in Ihrem Rhythmus. Der Bauch und die Brust heben sich und senken sich ... Sie atmen ein und aus ... Ihr Atem strömt ein – durch Ihre Nase hinein und durch den Mund heraus ... und Ihr Bauch und Ihre Brust heben sich beim Einatmen und werden wieder flacher beim Ausatmen in rhythmischer Gleichmäßigkeit. Ihr Atem kommt und geht. Ich zähle langsam von eins bis zehn. Bei zehn sind Sie ganz bei sich, von intensivem, grauweißem Licht umhüllt und erfüllt. 1 ..., 2 ..., Sie nehmen Ihren Atem wahr, wie er kommt und geht, 3 ..., 4 ... mit Ihrem Atem strömt grauweißes Licht in Sie hinein ..., 5 ... Ihr Atem kommt und geht in Ihrem Rhythmus ..., 6 ... das grauweiße Licht strömt mit dem Einatmen in Ihre Nase und in die Lunge hinein, 7 ... das grauweiße Qi wird mit jedem Atemzug leuchtender und intensiver ..., 8 ... grauweißes Licht strömt in Ihre Nase hinein, weiter zu den Händen und von Ihren warmen, weiß strahlenden Händen in Ihre Lunge und in den Dickdarm, 9 ... grauweißes Licht erfüllt Ihre Haut, Ihre gesamte Hautoberfläche erstrahlt vor grauweißem Licht, 10 ... nun sind Sie ganz konzentriert und entspannt zugleich, grauweißes Licht strömt durch Ihre Nase ein, erfüllt Ihre Lunge, Ihren Dickdarm, Ihre Haut. Das grauweiße Qi umhüllt und schützt Sie ganz und gar, erfüllt Ihren gesamten Körper bis in die letzte Zelle. Gehen Sie mit Ihrer inneren Aufmerksamkeit zu einem Tag im Spätherbst an einen für Sie schönen Ort, der zur inneren Einkehr einlädt ... Ein Tag im Spätherbst ..., wenn die Luft schon kühl ist ..., die Sonne angenehm wärmt ..., die Nebel immer einmal wieder über der Landschaft liegen ... und das Licht manchmal fahl weißlich wirkt. Es ist die Zeit, in der die Ernte in Feld und

Garten eingebracht ist ..., die Arbeiten getan sind ..., die Natur sich zurückzieht. Ein Wachstumszyklus ist zu Ende. Die Felder sind gepflügt für das neue Jahr – aber zunächst kommt die Ruhephase, die Zeit zum Sammeln neuer Kräfte. So wie in der Natur, so ist es bei uns Menschen. Auf Phasen des Wachsens, auf Zeiten der Aktivitäten, folgen Phasen der Ruhe, der Besinnung und des Sammelns der inneren Kräfte. So auch bei Ihnen. Ein Tag im Spätherbst an Ihrem Platz der inneren Einkehr. Vielleicht neigt sich auch bei Ihnen eine Aktivität, eine Phase, ein Zyklus dem Ende zu? Und, ist es Zeit, innezuhalten? Dieses weiße Licht, an Ihrem Ort der inneren Einkehr, hilft Ihnen, sich zu sammeln ..., zu besinnen ..., zu reflektieren. Wo gilt es hinzusehen? Innehalten ..., Blicke zurückwerfen ..., die Gegenwart betrachten ..., Blicke nach vorne ... Pause ... Die Pause, die die Natur braucht, um mit neuer Kraft aus allen Poren im kommenden Frühjahr sprießen zu können, brauchen auch wir Menschen. Eine schöpferische Pause. Es ist die Atempause der Natur, so schöpfen auch Sie in dieser Pause des Zurückschauens, des Nach-vorne-Schauens ..., des Genießens ..., der Zufriedenheit ..., des Sammelns ... aus dem grauweißen Licht. Auftanken mit Kraft aus der grauweißen Energie der Ausdauer. Auch im Atemzyklus haben wir die Pause. Dem Ausatmen folgt die Atempause. Das Einatmen kommt dann von ganz alleine ... Einatmen ..., Ausatmen ..., Atempause ... Jeder Atemzug besteht aus Einatmen, Ausatmen und Atempause. Ihr Einatem strömt dann in Ihren Körper hinein, ohne dass Sie etwas dafür tun. Neue Energie, frischer Sauerstoff und grauweißes Qi erfüllen Ihren Körper aufs Neue. Auf Phasen der Aktivität folgt Ruhe, aus Ruhe folgen Kraft, neue Ideen und Aktivität. Nehmen Sie noch einmal bewusst wahr: Sie sind an Ihrem Platz der inneren Einkehr. Ihr ganzer Körper ist von reinigendem, klarem und grauweißem Qi durchströmt. Ihre Ausscheidungsorgane – die Lunge, der Dickdarm und die Haut sind bis in die letzte Zelle von reinigendem, klarem und grauweißem Qi erfüllt, das alles in Fluss bringt und abtransportiert, was nicht mehr benötigt wird. Sie sind von reinigendem, klarem und grauweißem Qi durchströmt. Das Metall-Element in Ihrem Körper ist nun maximal gestärkt. Ihr Körper, Ihr Geist und Ihre Seele sind erfüllt von Ruhe und Stärke. Und Sie nehmen nun Ihren Einatem und Ihren Ausatem wieder wahr, der ganz in Ihrem Rhythmus fließt. Sie verabschieden sich von Ihrem Platz der inneren Einkehr und machen sich bereit, mit Ihrer Aufmerksamkeit in den Alltag zurückzukehren. Ich zähle von zehn bis eins. Bei eins sind Sie wieder hellwach und im Alltag präsent. 10 …, 9 …, 8 … Sie nehmen Ihren Atem wahr, wie er in Ihre Nase einströmt, 7 …, 6 … Sie nehmen die Unterlage wahr, auf der Sie liegen …, 5 …, 4 …, 3 … Sie öffnen Ihre Augen, 2 …, 1 … und Sie sind hellwach! Ihre Augen sind geöffnet! Sie dehnen und strecken sich und nehmen Ihre Umgebung wahr. Sie sind mit Ihrer Aufmerksamkeit wieder ganz in der Gegenwart! Strecken Sie die Arme und Finger nach oben über den Kopf aus, strecken Sie insbesondere die Zeigefinger. Die Meditation ist nun beendet! Und Sie sind mit Ihrer Aufmerksamkeit wieder ganz in der Gegenwart!

Legen Sie Ihre Hände zur Seite und spüren Sie nach. Wie fühlen Sie sich?

Stärkung des Wasser-Elementes

Wasser steht für die Farben Schwarz und Blau. Es stärkt die innere Reinigungsfähigkeit des Körpers, die Qualität der Erholung und fördert unser spirituelles Wachstum. Der Wasser-Typ ruht in sich, ist gelassen und heiter. Das Wasser steht für die Lebensweisheit, die im Alter ihren Höhepunkt erreichen kann. Das Geburtsjahr des Wassertypen endet immer auf einer Zwei oder Drei. Die beste Tageszeit für einen Wassermenschen ist der spätere Abend oder der frühe Morgen. Die zugehörigen Organe sind Nieren und Blase.

Legen Sie sich entspannt auf den Rücken und schließen Sie Ihre Augen. Reiben Sie Ihre Handflächen aneinander, bis die Hände warm und energiegeladen sind ..., Sie reiben die Hände, bis sie warm und energiegeladen sind ...

Legen Sie nun Ihre warme linke Hand und die rechte Hand über die Blase, also direkt oberhalb des Schambeins. Schließen Sie Ihre Augen und atmen Sie ruhig und tief in Ihrem eigenen Atemrhythmus ein und aus. Bleiben Sie mit Ihrer Aufmerksamkeit noch bei Ihrem Atem. Ihr Atem kommt und geht in Ihrem Rhythmus. Sie atmen ein und aus ... Ihr Atem strömt ein und aus ... Spüren Sie, wie sich Ihr Bauch beim Einatmen hebt und beim Ausatmen wieder flacher wird ... Ihr Atem kommt und geht, wie Wellen an einem Strand kommen und gehen ... die Wellen kommen und gehen ganz sanft ..., wie Ihr Atem kommt und geht ... ganz sanft und stetig. Sanft spülen die Wellen an den Strand, sanft und stetig zieht sich das Wasser wieder in den großen Ozean zurück, um sich zu erneuern und mit der nächsten Welle wieder frische blaue Wasserkraft mitzubringen. Sanft wie die Welle fließt mit jedem Einatmen klare frische blaue Energie in Sie hinein, jedes Ausatmen nimmt Altes und Verbrauchtes mit ... Dieser Qi-Fluss ist blau, ein wunderschönes klares Wasserblau strömt in Ihren Körper hinein, fließt weiter über Ihre Hände in den Körper. Auch der Atem, der über die Nase einströmt, verwandelt sich in blaues Qi. Das frische, reine Wasserblau fließt durch die Luftröhre, in die Lunge und weiter in den

Bauch, in die Nieren und in die Blase unter Ihren Händen. So wie Wasser in der Natur reinigt, so reinigt auch der sanfte, stetige Fluss des reinen klaren blauen Qis Ihren Körper. Nach und nach erfüllt dieser reine blaue Qi-Fluss Ihre rechte Niere ..., die linke Niere ... und Ihre Blase ..., die Organe, die für die Reinigung des Körpers so wichtig sind. Ein sanfter blauer Fluss durchströmt Ihren Körper und verstärkt sich mit jedem Atemzug. Stellen Sie sich vor, Sie sind an Ihrem Lieblingsgewässer – vielleicht ist es ein Fluss, ein Bach, ein See, das Meer, ein Wasserfall, ein realer Platz oder ein Fantasieort – auf jeden Fall Ihr Lieblingsplatz am Wasser. Sie hören das Wasser ..., Sie riechen das Wasser, Sie sehen die vielen schillernden Blautöne dieses reinen klaren Wassers ... So wie Sie blaues Qi einatmen, atmen Sie auch dieses reine Wasser mit seinen vielen schillernden Blautönen ein. Und so durchströmt es die rechte und linke Niere, die Blase und jeden einzelnen Knochen. Wirbel für Wirbel wird durchströmt, die Beckenknochen und Rippen, das Brustbein, die Oberarm- und Unterarmknochen bis in die Fingerknöchelchen, die Oberschenkel- und Unterschenkelknochen bis in die Fuß- und Zehenknochen. Auch Ihr gesamter Schädel bis zur Nasenspitze wird vom klaren blauen Wasserfluss erhellt. Das Wasser schenkt Ihnen die reinigende Kraft für Körper, Geist und Seele ..., Sie hören die Töne des Wassers ... Glucksen, Strömen, Fließen, Plätschern ... jenseits dieser Geräusche ... Was hat Ihnen Ihr Wasser zu sagen? Ihre Ohren lauschen, hat das klare reinigende blaue Wasser eine Botschaft für Sie? ... Ihre Ohren und Ihre Seele sind offen für die Botschaft ... lauschen ... fließen ... und strömen mit dem weiten, weisen Fluss des Universums ... lauschen ... strömen ... im klaren reinigenden blauen Fluss des Lebens und des Universums ... Sie hören die Geräusche des Wassers – glucksen, plätschern, fließen, strömen ... Sie sehen die schillernden klaren reinen Blautöne … Ihr gesamter Körper wird durchströmt von diesem reinigenden Blau … Ihr ganzes Skelett, die rechte Niere, die linke Niere, die Blase … Sie atmen klares reinigendes Qi ein … jeder Atemzug bringt neue Klarheit und Reinheit in Körper, Geist und Seele. Betrachten Sie noch einmal ganz bewusst Ihr Wasser, diesen Platz, der Sie so erquickt und mit reinigendem Qi erfüllt hat. Danken Sie diesem Wasser und dem Universum … Ja, wofür können Sie danken? Verabschieden Sie sich von Ihrem Platz am Wasser, Sie wissen nun auch, dass Sie immer, wenn es Ihnen beliebt, hierher zurückkehren können, an diesen kraftvollen, universellen Ort der Reinigung und Weisheit. Sie spüren Ihr Einatmen und Ihr Ausatmen … Nehmen Sie noch einmal bewusst wahr, wie Ihr gesamter Körper, Ihr Skelett, Ihre Nieren und Ihre Blase bis in die letzte Zelle von reinigendem klarem blauem Qi durchströmt werden und das Wasser-Element in Ihrem Körper nun maximal gestärkt ist. Ihr Körper, Ihr Geist und Ihre Seele fühlen sich gestärkt und erholt. Nehmen Sie nun Ihr Einatmen und Ihr Ausatmen wahr – die ganz in Ihrem Rhythmus fließen – und machen Sie sich bereit, um mit Ihrer Aufmerksamkeit in den Alltag zurückzukehren. Ich zähle von eins bis zehn: Bei zehn sind Sie wieder hellwach und mit Ihrer Aufmerksamkeit ganz in der Gegenwart: 1 …, 2 …, 3 … und Sie nehmen Ihren Atem wahr 4 …, 5 …, 6 …, 7 … und Sie öffnen Ihre Augen, 8 …, 9 … und 10! Sie sind hellwach! Ihre Augen sind geöffnet! Sie dehnen sich und nehmen Ihre Umgebung wahr … Strecken Sie die Arme und Finger nach oben aus. Die Meditation ist nun beendet! Und Sie sind mit Ihrer Aufmerksamkeit wieder ganz in der Gegenwart!

Legen Sie Ihre Hände zur Seite und spüren Sie nach. Wie fühlen Sie sich?

Heilmassagen

Einleitung

Tuina ist eine der fünf Säulen der Traditionellen Chinesischen Medizin. – Es bedeutet wörtlich übersetzt: schieben und greifen. Wie die Akupunktur stützt sich die Tuina-Heilmassage auf die Lehre von den Leitbahnen, den Meridianen. Sie folgt also den theoretischen Grundlagen der chinesischen Medizin. Ziel der Tuina-Massage ist es, Blockaden zu lösen, die Durchblutung zu fördern, Schmerzen zu lindern und die körpereigene Abwehr zu stärken. Dies geschieht, indem der Rückfluss des Blutes zum Herzen angeregt und es dadurch gestärkt wird. Dabei steigert sich die Sauerstoffaufnahme aller Organe und Gewebe. Auch die Lymphgefäße und der Lymphabfluss werden stimuliert, der Abbau von Körperschlacken wird gefördert – immer mit dem Ziel, das Gleichgewicht von Yin und Yang wiederherzustellen.

Sie können alle Massagen in der vorgestellten Reihenfolge durchführen oder aber auch einzelne auswählen. Später, wenn Ihnen diese Übungen besser vertraut sind, können Sie auch nur diejenige Massage durchführen, die Sie als besonders angenehm empfinden. Wir beginnen bei diesem Massagezyklus mit den Füßen und enden am Kopf.

Ziehen Sie sich zum Üben in einen ruhigen Raum zurück, in dem Sie nicht gestört werden. Tragen Sie zum Üben lockere Kleidung und bei Bedarf ein Paar wärmende Socken. Setzen Sie sich dann bequem auf einen Stuhl.

Heilmassage für Beine und Füße

1. Legen Sie ein Bein über das andere und zwicken Sie mit Daumen und Zeigefinger die einzelnen Zehenspitzen. Wir fangen mit dem kleinen Zeh an, fahren dann fort mit dem Ringzeh, dem Mittelzeh, dem Zeigezeh und dem großen Zeh.
2. Wechseln Sie jetzt zu dem anderen Fuß. Sie zwicken sich mit Daumen und Zeigefinger in den kleinen Zeh, Ringzeh, Mittelzeh, Zeigezeh und in den großen Zeh.
3. Wechseln Sie wieder zum ersten Fuß und bearbeiten Sie mit Daumen und Zeigefinger die Zehengelenke. Beginnen Sie mit dem großen Zeh, massieren Sie leicht das Mittelgelenk und den Zehenansatz. Dann massieren Sie den Zeigezeh – das Mittelgelenk und nun den Zehenansatz, danach den Mittelzeh – das Mittelgelenk und jetzt den Zehenansatz ..., nun den Ringzeh ... Sie massieren wieder das Mittelgelenk und den Zehansatz. Und schließlich den kleinen Zeh ..., massieren Sie das Mittelgelenk und den Zehenansatz.
4. Wechseln Sie zu dem anderen Fuß. Weiter mit dem großen Zeh, massieren Sie leicht das Mittelgelenk und den Zehenansatz ..., dann massieren Sie den Zeigezeh – das Mittelgelenk und nun den Zehansatz, dann kommt der Mittelzeh an die Reihe – wieder das Mittelgelenk und jetzt der Zehenansatz ..., nun den Ringzeh. Sie massieren wieder das Mittelgelenk und den Zehenansatz. Und schließlich den kleinen Zeh ..., massieren Sie das Mittelgelenk und den Zehenansatz.
5. Reiben Sie mit den Fingerspitzen nun die äußere und innere Seite des Fußknöchels. Beginnen Sie mit dem ersten Fuß und reiben Sie den äußeren Knöchel, direkt auf dem Knochen ..., dann unterhalb des Knöchels ... und den

Bereichen zwischen Achillessehne und Knöchel ..., wechseln Sie zur Innenseite ..., dann massieren Sie unterhalb des Knöchels ..., den Bereichen zwischen Achillessehne und Knöchel ... und nun die Fußmitte ..., Sie massieren die Fußmitte, indem Sie reiben und leicht kneten ... Der Ballen möchte auch diese sanfte Zuwendung erfahren – massieren Sie den Ballen an jedem Zehenansatz ...

6. Nun wechseln Sie zum anderen Fuß. Nehmen Sie auch die andere Hand. Reiben Sie den äußeren Knöchel, direkt auf dem Knochen ..., dann unterhalb des Knöchels ..., den Bereichen zwischen Achillessehne und Knöchel ..., wechseln Sie zur Innenseite ..., dann massieren Sie unterhalb des Knöchels ..., den Bereichen zwischen Achillessehne und Knöchel ... und nun noch die Fußmitte ..., hier verweilen Sie wieder ein bisschen ..., massieren Sie auch noch den Ballen dieses Fußes an jedem Zehenansatz ...
7. Wechseln Sie den Fuß wieder. Halten Sie Ihren Fuß mit einer Hand am Fußgelenk fest. Mit der anderen Hand bewegen Sie sanft kreisend Ihren Fuß und zählen zehn Kreise: 1, 2, 3, 4, 5, 6, 7, 8, 9, 10. Nun strecken und beugen Sie den Fuß fünfmal, die eine Hand führt den Fuß wieder, die andere Hand hält das Fußgelenk umschlossen, fünfmal strecken und beugen: 1, 2, 3, 4, 5.
8. Das Gleiche mit dem anderen Fuß: Eine Hand hält das Fußgelenk umschlossen, die andere Hand führt den Fuß. Zehnmal kreisen Sie den Fuß: 1, 2, 3, 4, 5, 6, 7, 8, 9, 10. Fünfmal strecken und beugen Sie den Fuß: 1, 2, 3, 4, 5.
9. Nun legen Sie Ihre Hände an die Innenseite der Fußgelenke und streichen zwanzigmal den Unterschenkel hinauf: 1, 2, 3, 4, 5, 6, 7, 8, 9, 10, 11, 12, 13, 14, 15, 16, 17, 18, 19, 20.
10. Massieren Sie zwanzigmal reibend und drückend mit dem Daumen, dem Zeige- und Mittelfinger die Partie seitlich

unterhalb der Kniescheibe, das können Sie gleichzeitig an beiden Beinen machen: 1, 2, 3, 4, 5, 6, 7, 8, 9, 10, 11, 12, 13, 14, 15, 16, 17, 18, 19, 20.

11. Drücken Sie zwanzigmal die Stelle oberhalb der Kniescheibe mit beiden Händen an beiden Knien gleichzeitig: 1, 2, 3, 4, 5, 6, 7, 8, 9, 10, 11, 12, 13, 14, 15, 16, 17, 18, 19, 20. Nun massieren Sie noch leicht reibend den gesamten Kniebereich eine Weile ... Sie reiben und massieren den ganzen Kniebereich ... Zum Abschluss dieser Übungsreihe streichen Sie nun Ihre Knie noch zwanzigmal sanft aus: 1, 2, 3, 4, 5, 6, 7, 8, 9, 10, 11, 12, 13, 14, 15, 16, 17, 18, 19, 20.

Wie fühlen sich Ihre Beine und Füße an? Spüren Sie kurz nach. Nehmen Sie sich nach jeder Massageübung ein wenig Zeit, um die Wärme, das Pulsieren, die Fülle, oder was auch immer Sie spüren, wahrzunehmen.

Heilmassage für den unteren Rücken

1. Massieren Sie die Außenseite Ihrer Oberschenkel, indem Sie hier zehnmal mit den Fingerspitzen auf- und abstreichen: 1, 2, 3, 4, 5, 6, 7, 8, 9, 10. Und jetzt streichen Sie mit Ihrem Handballen zehnmal an den Außenseiten auf und ab: 1, 2, 3, 4, 5, 6, 7, 8, 9, 10.
2. Legen Sie nun die Fingerspitzen beider Hände zu beiden Seiten an das untere Ende Ihrer Wirbelsäule. Schieben Sie zwanzigmal die Haut im Kreuzbeinbereich von unten nach oben: 1, 2, 3, 4, 5, 6, 7, 8, 9, 10, 11, 12, 13, 14, 15, 16, 17, 18, 19, 20. Jetzt streichen Sie zwanzigmal sanft Ihr Kreuzbein von unten nach oben aus, wieder mit beiden Händen seitlich Ihrer Wirbelsäule: 1, 2, 3, 4, 5, 6, 7, 8, 9, 10, 11, 12, 13, 14, 15, 16, 17, 18, 19, 20.

3. Wiederholen Sie diese Übung im Steißbeinbereich, also etwas höher. Als Erstes schieben Sie die Haut seitlich Ihrer Wirbelsäule von unten nach oben: 1, 2, 3, 4, 5, 6, 7, 8, 9, 10, 11, 12, 13, 14, 15, 16, 17, 18, 19, 20. Jetzt streichen Sie zwanzigmal auf die gleiche Weise aus: 1, 2, 3, 4, 5, 6, 7, 8, 9, 10, 11, 12, 13, 14, 15, 16, 17, 18, 19, 20.

Wie fühlen sich diese Körperbereiche an? Spüren Sie wieder kurz nach.

Heilmassage für den Beckenbereich

1. Legen Sie Ihre Fingerspitzen wieder zu beiden Seiten Ihrer Wirbelsäule in Höhe der Beckenkämme an und streichen Sie die Rückenmuskulatur, so weit Sie kommen, nach oben aus. Wieder zwanzigmal. Los geht's: 1, 2, 3, 4, 5, 6, 7, 8, 9, 10, 11, 12, 13, 14, 15, 16, 17, 18, 19, 20.
2. Legen Sie nun Ihre linke Hand auf den Nabel und die rechte in derselben Höhe auf den Rücken. Massieren Sie diese Stellen kreisend zwanzigmal und wechseln Sie nach zehnmal die Richtung: 1, 2, 3, 4, 5, 6, 7, 8, 9, 10 – wechseln Sie die Richtung – 11, 12, 13, 14, 15, 16, 17, 18, 19, 20.

Spüren Sie wieder nach, wie sich Ihr Beckenbereich anfühlt.

Heilmassage für Arme und Hände

1. Zwicken Sie sich mit dem rechten Daumen und Zeigefinger in die Fingerspitzen Ihrer linken Hand: Daumen, Zeigefinger, Mittelfinger, Ringfinger, kleiner Finger. Massieren Sie dann mit Daumen und Zeigefinger jeden Finger, indem Sie die Haut von unten nach oben schieben, und zwar zehn-

mal hintereinander, und dann zehnmal sanft ausstreichen. Also, beginnen wir: Den Daumen zehnmal fest ausstreichen: 1, 2, 3, 4, 5, 6, 7, 8, 9, 10. Nun zehnmal sanft ausstreichen: 1, 2, 3, 4, 5, 6, 7, 8, 9, 10. Den Zeigefinger zehnmal fest ausstreichen: 1, 2, 3, 4, 5, 6, 7, 8, 9, 10 und zehnmal sanft: 1, 2, 3, 4, 5, 6, 7, 8, 9, 10. Den Mittelfinger zehnmal fest ausstreichen: 1, 2, 3, 4, 5, 6, 7, 8, 9, 10 und zehnmal sanft ausstreichen: 1, 2, 3, 4, 5, 6, 7, 8, 9, 10. Den Ringfinger zehnmal fest: 1, 2, 3, 4, 5, 6, 7, 8, 9, 10 und zehnmal sanft ausstreichen: 1, 2, 3, 4, 5, 6, 7, 8, 9, 10. Es bleibt noch der kleine Finger: Zehnmal fest ausstreichen: 1, 2, 3, 4, 5, 6, 7, 8, 9, 10 und zehnmal sanft ausstreichen: 1, 2, 3, 4, 5, 6, 7, 8, 9, 10.

2. Nun wechseln Sie die Hand. Zuerst zwicken Sie sich wieder mit dem rechten Daumen und Zeigefinger in die Fingerspitzen der linken Hand: Daumen, Zeigefinger, Mittelfinger, Ringfinger, kleiner Finger. Sie massieren wieder wie eben mit Daumen und Zeigefinger jeden Finger, indem Sie die Haut von unten nach oben schieben. Zehnmal fest und dann zehnmal sanft ausstreichen. Den Daumen zehnmal fest ausstreichen: 1, 2, 3, 4, 5, 6, 7, 8, 9, 10. Nun zehnmal sanft ausstreichen: 1, 2, 3, 4, 5, 6, 7, 8, 9, 10, den Zeigefinger zehnmal fest ausstreichen: 1, 2, 3, 4, 5, 6, 7, 8, 9, 10 und zehnmal sanft: 1, 2, 3, 4, 5, 6, 7, 8, 9, 10. Den Mittelfinger zehnmal fest ausstreichen: 1, 2, 3, 4, 5, 6, 7, 8, 9, 10 und zehnmal sanft ausstreichen: 1, 2, 3, 4, 5, 6, 7, 8, 9, 10. Den Ringfinger zehnmal fest: 1, 2, 3, 4, 5, 6, 7, 8, 9, 10 und zehnmal sanft ausstreichen: 1, 2, 3, 4, 5, 6, 7, 8, 9, 10. Als Letztes ist der kleine Finger an der Reihe, zehnmal fest ausstreichen: 1, 2, 3, 4, 5, 6, 7, 8, 9, 10 und zehnmal sanft ausstreichen: 1, 2, 3, 4, 5, 6, 7, 8, 9, 10.
3. Massieren Sie jetzt mit der linken Daumenspitze den Handteller der rechten Hand und zählen Sie bis 20 dabei:

1, 2, 3, 4, 5, 6, 7, 8, 9, 10, 11, 12, 13, 14, 15, 16, 17, 18, 19, 20. Dann gehen Sie zu dem Bereich in der Mitte der Handgelenksfalte, massieren Sie diese Stelle und zählen wieder bis 20: 1, 2, 3, 4, 5, 6, 7, 8, 9, 10, 11, 12, 13, 14, 15, 16, 17, 18, 19, 20. Dann drücken Sie zwanzigmal in diesen Bereich der Handgelenksfalte: 1, 2, 3, 4, 5, 6, 7, 8, 9, 10, 11, 12, 13, 14, 15, 16, 17, 18, 19, 20. Umfassen Sie diese Hand etwas oberhalb des Handgelenks und lassen Sie die Hand locker fallen, jetzt kreisen Sie die Hand fünfmal im Uhrzeigersinn: einmal, zweimal, dreimal, viermal, fünfmal. Und nun gegen den Uhrzeigersinn: einmal, zweimal, dreimal, viermal, fünfmal. Jetzt strecken Sie den Arm aus und reiben Sie mit den oberen Fingergliedern zwanzigmal den Bereich in der Mitte der Ellenbogenbeuge 1, 2, 3, 4, 5, 6, 7, 8, 9, 10, 11, 12, 13, 14, 15, 16, 17, 18, 19, 20. Und nun reiben Sie die Ellenbogenspitze ebenfalls zwanzigmal: 1, 2, 3, 4, 5, 6, 7, 8, 9, 10, 11, 12, 13, 14, 15, 16, 17, 18, 19, 20. Jetzt streichen Sie mit der Handfläche sanft die Ellenbogenbeuge nach unten aus, zehnmal: 1, 2, 3, 4, 5, 6, 7, 8, 9, 10 und dann zehnmal sanft die Ellenbogenbeuge ausstreichen: 1, 2, 3, 4, 5, 6, 7, 8, 9, 10. Jetzt beugen und strecken Sie den Ellenbogen noch zehnmal: 1, 2, 3, 4, 5, 6, 7, 8, 9, 10. Gut!

4. Wechseln Sie die Hände. Massieren Sie jetzt mit der rechten Daumenspitze den Handteller der linken Hand und zählen Sie bis 20 dabei: 1, 2, 3, 4, 5, 6, 7, 8, 9, 10, 11, 12, 13, 14, 15, 16, 17, 18, 19, 20. Dann gehen Sie zu dem Bereich in der Mitte der Handgelenksfalte, massieren diese Stelle und zählen dabei wieder bis 20: 1, 2, 3, 4, 5, 6, 7, 8, 9, 10, 11, 12, 13, 14, 15, 16, 17, 18, 19, 20. Dann drücken Sie zwanzigmal in diesen Bereich der Handgelenksfalte: 1, 2, 3, 4, 5, 6, 7, 8, 9, 10, 11, 12, 13, 14, 15, 16, 17, 18, 19, 20. Umfassen Sie diese Hand etwas oberhalb des Handgelenks und lassen Sie die

Hand locker fallen, jetzt kreisen Sie die Hand fünfmal im Uhrzeigersinn: einmal, zweimal, dreimal, viermal, fünfmal. Und nun gegen den Uhrzeigersinn: einmal, zweimal, dreimal, viermal, fünfmal. Jetzt strecken Sie den Arm aus und reiben mit den oberen Fingergliedern zwanzigmal den Bereich in der Mitte der Ellenbogenbeuge 1, 2, 3, 4, 5, 6, 7, 8, 9, 10, 11, 12, 13, 14, 15, 16, 17, 18, 19, 20 ... und nun die Ellenbogenspitze, ebenfalls zwanzigmal reiben 1, 2, 3, 4, 5, 6, 7, 8, 9, 10, 11, 12, 13, 14, 15, 16, 17, 18, 19, 20. Jetzt streichen Sie mit der Handfläche sanft die Ellenbogenbeuge nach unten aus, zehnmal: 1, 2, 3, 4, 5, 6, 7, 8, 9, 10 und dann erneut zehnmal sanft die Ellenbogenbeuge ausstreichen: 1 ,2, 3, 4, 5, 6, 7, 8, 9, 10. Jetzt beugen und strecken Sie den Ellenbogen noch zehnmal: 1, 2, 3, 4, 5, 6, 7, 8, 9, 10. Lockern Sie beide Hände und Arme mit einem leichten Schütteln.

Damit ist die vierte Übung beendet. Wie fühlen Sie sich? Spüren Sie wieder kurz nach.

Heilmassage für Schultern und Hals

1. Reiben Sie Ihre Hände aneinander, bis sie warm sind, streichen Sie dann mit den Fingerspitzen zwanzigmal den Bereich Ihres linken Schultergelenkes aus. 1, 2, 3, 4, 5, 6, 7, 8, 9, 10, 11, 12, 13, 14, 15, 16, 17, 18, 19, 20. Nun zur anderen Schulter: 1, 2, 3, 4, 5, 6, 7, 8, 9, 10, 11, 12, 13, 14, 15, 16, 17, 18, 19, 20. Stützen Sie jetzt die Schulter mit dem Handgelenk. Danach kreisen und heben Sie das Schultergelenk, bis es sich entspannt anfühlt ... lassen Sie den Arm dabei locker herabhängen ... Sie kreisen und heben die Schulter, die dabei gleichzeitig gestützt wird ... Wiederholen Sie diesen Vorgang mit der anderen Schulter ... Sie stützen auch die-

se Schulter mit dem Handgelenk, kreisen und heben das Schultergelenk, bis es sich entspannt anfühlt ... der Arm hängt dabei locker herab ... Sie kreisen und heben Ihre Schulter ... bis sie sich locker anfühlt.

2. Nun zum Kehlkopf. Heben Sie leicht den Kopf und legen Sie den Daumen und die Finger der linken Hand um Ihren Kehlkopf. Streichen Sie sanft zwanzigmal von unten nach oben: 1, 2, 3, 4, 5. Sie streichen sanft von unten nach oben 6, 7, 8, 9, 10, 11, 12, 13, 14, 15, 16, 17, 18, 19, 20. Streichen Sie nun zwanzigmal mit der linken Hand vom rechten Ohr bis zum Kehlkopf, mit der linken Hand vom rechten Ohr bis zum Kehlkopf: 1, 2, 3, 4, 5, 6, 7, 8, 9, 10, 11, 12, 13, 14, 15, 16, 17, 18, 19, 20. Und nun mit der rechten Hand vom linken Ohr zum Kehlkopf: 1, 2, 3, 4, 5, 6, 7, 8, 9, 10, 11, 12, 13, 14, 15, 16, 17, 18, 19, 20.

Nun, wie fühlen Sie sich nach dieser Übung?

Heilmassage für Kopf und Gesicht

1. Legen Sie die Fingerspitzen von Zeigefinger, Mittelfinger, Ringfinger und kleinem Finger an die Scheitellinie auf Ihrem Kopf. Drücken Sie zehnmal mit allen acht Fingern: 1, 2, 3, 4, 5, 6, 7, 8, 9, 10. Jetzt setzen Sie die vier Fingerspitzen jeder Hand einander gegenüber an die Seitenlinie Ihres Kopfes und schieben diese wieder zehnmal hin und her: 1, 2, 3, 4, 5, 6, 7, 8, 9, 10. Setzen Sie wieder die acht Fingerspitzen auf die Scheitellinie und schieben sie diese sanft hin und her, zwanzigmal: 1, 2, 3, 4, 5, 6, 7, 8, 9, 10, 11, 12, 13, 14, 15, 16, 17, 18, 19, 20. Das Gleiche an der Seitenlinie des Kopfes: Setzen Sie Ihre acht Finger leicht gespreizt über den Ohren nebeneinander an, sodass der kleine Finger hinter

der Schläfe auf dem Schädelknochen aufliegt und die anderen Finger in lockerer Folge sich nach hinten verteilen. Wenn Sie nun seitlich am Schädel über dem Ohr zwei bis drei Zentimeter nach oben rutschen, spüren Sie in diesem Bereich eine vertiefte Linie. Das ist die Schädellinie ... Gefunden? Ihre Fingerkuppen liegen leicht unterhalb dieser Linie. Nun beginnen wir mit der Massage dieser Seitenlinie: 1, 2, 3, 4, 5, 6, 7, 8, 9, 10, 11, 12, 13, 14, 15, 16, 17, 18, 19, 20.

2. Bedecken Sie nun mit den flachen Händen Ihre Ohren, die Finger zeigen nach hinten, wobei der Mittelfinger am Hinterkopf zu liegen kommt, der Zeigefinger befindet sich am unteren Schädelrand. Klopfen Sie nun zweimal mit dem Zeigefinger an den Schädelrand.
3. Als Nächstes setzen Sie Ihre abgewinkelten Mittelfinger mit den mittleren Fingergliedern am Ende Ihrer Augenbrauen an und reiben vierzigmal in Richtung Augenwinkel: 1, 2, 3, 4, 5, 6, 7, mit dem Mittelfingerknöchel beginnend am Ende der Augenbrauen zu Ihrem Augenwinkel ... 8, 9, 10, 11, 12, 13, 14, 15, 16, 17, 18, 19, 20, 21, 22, 23, 24, 25, 26, 27, 28, 29, 30, 31, 32, 33, 34, 35, 36, 37, 38, 39, 40. Dann drücken Sie mit dem Mittelfingerknöchel den Bereich in der Verlängerung von Augenbraue und Augenwinkel. Wieder vierzigmal: 1, 2, 3, 4, 5, 6, 7, 8, 9, 10, 11, 12, 13, 14, 15, 16, 17, 18, 19, 20, 21, 22, 23, 24, 25, 26, 27, 28, 29, 30, 31, 32, 33, 34, 35, 36, 37, 38, 39, 40. Streichen Sie dann mit dem Mittelfingerknöchel sanft je zehnmal oberhalb und unterhalb der Augen entlang. Erst oberhalb des Auges: 1, 2, 3, 4, 5, 6, 7, 8, 9, 10. Jetzt unterhalb des Auges: 1, 2, 3, 4, 5, 6, 7, 8, 9, 10.
4. Schließen Sie jetzt mit Ihrem Daumen ein Nasenloch und umstreichen Sie mit dem Zeigefinger das andere Nasenloch zwanzigmal: 1, 2, 3, 4, 5, 6, 7, 8, 9, 10, 11, 12, 13, 14, 15, 16, 17, 18, 19, 20. Wechseln Sie Daumen und Nasenloch, strei-

chen Sie zwanzigmal das Nasenloch aus: 1, 2, 3, 4, 5, 6, 7, 8, 9, 10, 11, 12, 13, 14, 15, 16, 17, 18, 19, 20.

5. Legen Sie einen Zeigefinger auf den Punkt zwischen Ihrer Nase und Oberlippe. Den anderen Zeigefinger legen Sie zwischen Unterlippe und Kinn. Streichen Sie jetzt mit beiden Fingern in entgegengesetzter Richtung horizontal, also parallel zur Lippe zwanzigmal aus. Zur Wiederholung: Ein Zeigefinger liegt zwischen Nase und Oberlippe, ein Zeigefinger zwischen Unterlippe und Kinn. Sie streichen zwanzigmal horizontal und in entgegengesetzter Richtung: 1, 2, 3, 4, 5, 6, 7, 8, 9, 10, 11, 12, 13, 14, 15, 16, 17, 18, 19, 20. Massieren Sie nun mit den Fingerspitzen die Mundwinkel, indem Sie vertikal ausstreichen, wieder zwanzigmal: 1, 2, 3, 4, 5, 6, 7, 8, 9, 10, 11, 12, 13, 14, 15, 16, 17, 18, 19, 20.
6. Abschließend wenden wir uns noch einmal den Augen zu. Massieren Sie den Bereich um beide Augen mit den Fingerspitzen. Dazu massieren Sie sanft unterhalb der Augenbrauen, beginnend im oberen inneren Augenwinkel hin zum äußeren Augenwinkel, zehnmal: nun die Augenlinie unterhalb der Brauen, beginnend am Ende der Augenbrauen, im äußeren Augenwinkel hin zum inneren Augenwinkel. Massieren Sie sanft auch hier zehnmal: 1, 2, 3, 4, 5, 6, 7, 8, 9, 10, unterhalb der Augen. Sie beginnen außen hin zum inneren Augenwinkel: 1, 2, 3, 4, 5, 6, 7, 8, 9, 10. Schließlich streichen Sie die gesamte Augenpartie mit den Handflächen zehnmal sanft aus. Ein letztes Mal zählen: 1, 2, 3, 4, 5, 6, 7, 8, 9, 10.

Wie fühlt sich der Kopfbereich an? Nehmen Sie sich noch einmal die Zeit, um tief in sich hineinzuspüren.

Herz-Meditation und Bittentherapie

Einleitung

Die Herz-Meditation war in ihrem Ursprung eine spirituelle Technik, die nur durch mündliche Überlieferung weitergegeben und von den chinesischen Schamanen geheim gehalten wurde. Diese Art der Meditation erweckt insbesondere die eigene Liebesfähigkeit sowie die Fähigkeit, loslassen zu können. Diese Meditationsform stärkt die Fähigkeit, seelisch, geistig oder spirituell miteinander zu verschmelzen und zugleich dem Liebesobjekt die Freiheit zu geben, es nicht zu vereinnahmen oder in Besitz zu nehmen – und es einfach nur zu lieben. Nach einer gewissen Übungszeit werden Sie erleben, wie sich eine neue Energie in Ihr Herz ergießt und von hier aus in alle Körperteile lenken lässt. Auf diese Art können Sie die Herzmeditation auch jederzeit für eine Heilbehandlung einsetzen.

Das Herz spielt in unserem Körper eine ganz besondere Rolle. In der Traditionellen Chinesischen Medizin ist dieses Organ das Tor zur Seele. Es hat die lebensnotwendige Aufgabe, den Blutkreislauf in Gang zu halten. Anderseits empfinden wir mit dem Herzen auch Liebe und Freude. Ist das Herz gut mit Qi durchströmt, sind wir liebesfähig und offen dafür, das Schöne im Leben zu fühlen. Wir spüren Liebe, Glück, Mitgefühl, Toleranz, Geborgenheit, Fürsorge, Dankbarkeit, Freude und andere auf dem Gefühl der Liebe basierende Empfindungen. Und nur über ein offenes, liebesfähiges Herz bekommen wir Zugang zu echter Spiritualität. So ist das Herz die Verbindung zwischen dem Körper und der Seele. Ein mit Qi und Liebe erfülltes Herz ermöglicht es, mit uns selbst und anderen wohlwollend umzugehen, Schwächen und Herausforderungen liebevoll anzunehmen und unsere innere Harmonie zu stärken. Alles Schöne im Leben – nur durch ein offenes Herz können wir es wirklich empfinden und in Dankbarkeit anerkennen. Mit der Zuwendung zu unserem Herzen eröffnen wir gleichzeitig ein enormes Heilungspotenzial. Deshalb sollten wir uns mit dieser Meditation immer wieder besonders dem Herzen zuwenden.

Herz-Meditation

Wählen Sie für diese Meditation einen ruhigen Platz und eine Zeit, in der Sie mindestens eine halbe Stunde ungestört sind. Sie können sich dabei bequem hinlegen oder auch eine Meditations-Haltung im Sitzen einnehmen. Achten Sie darauf, dass sich Ihre Wirbelsäule in aufrechter Lage befindet. Noch einmal zur Erinnerung: Führen Sie diese Meditation auf keinen Fall während einer Autofahrt durch!

Sie liegen bequem oder sitzen in aufrechter Meditations-Haltung, räkeln, rutschen sich noch einmal auf Ihrer Unterlage zurecht. Sie sitzen oder liegen so, dass Sie, ohne sich bewegen zu müssen, 30 Minuten bequem in dieser Position verbringen können. Lenken Sie nun Ihre Achtsamkeit auf den Atem. Nehmen Sie den Einatem wahr und den Ausatem ... den Einatem und den Ausatem. Ihr Atem fließt gleichmäßig, strömt in Ihren Körper hinein und wieder hinaus. Der Atem erfüllt den Körper mit frischer Luft und mit Sauerstoff. Der Einatem bringt neue Energie – der Ausatem nimmt Verbrauchtes mit. Der Atem fließt, strömt in Sie hinein, erfüllt Ihre Lunge und strömt hinaus, ohne dass Sie etwas tun. Der Atem kommt und geht. Er strömt hinein, erfüllt Ihre Lunge, der Bauch hebt sich … und senkt sich mit dem Ausatem … – und nimmt Altes, Verbrauchtes aus dem Körper mit. Der Einatem durchströmt jedes Körperteil, jedes Organ und erfüllt jede Zelle mit frischem Sauerstoff. Der Ausatem nimmt alles, was nicht mehr gebraucht wird, mit sich hinaus. Der Atem kommt und geht, gleichmäßig und ganz in Ihrem Rhythmus, ohne dass Sie etwas dafür zu tun hätten. Er geschieht. So wie Ihr Atem immer mehr zur Ruhe kommt, so kommen auch Sie immer mehr zur Ruhe. Restliche Gedanken können Sie wie Wolken am Himmel vorbeiziehen lassen. Und genau wie die Wolken am Himmel näher kommen und wieder in der Ferne kleiner werden, so ist das mit Ihren Gedanken. Sie lassen sie einfach ziehen. Folgen Sie dem Weg Ihres Atems: Er strömt ein durch die Nase über die Luftröhre in die Lunge bis tief in den Bauch. Der Atem verlässt die Lunge wieder über die Luftröhre und den Mund. Vielleicht spüren Sie auf den Lippen den Lufthauch. Auf diese Art entspannen Sie immer tiefer und sind mit der ganzen Aufmerksamkeit bei sich. Ihr Atem erfüllt alle Ihre Organe, auch das Herz … Mit dem Einatem strömt frischer Sauerstoff in Ihr Herz und mit dem Ausatmen strömt das Verbrauchte hinaus. Stellen Sie sich nun vor, dass auf Höhe Ihres Herzens, in der Körpermitte, eine Rosenknospe auf ihr Erblühen wartet. Sie wartet auf die Energie und Wärme, die sie aus dem Atem bezieht. Mit jedem Atemzug saugt diese Rosenknospe die Energie ein, die sie zum gesunden Reifen braucht. Und mit jedem Atemzug, mit jedem Sauerstoffmolekül, wird sie praller und praller. Sie wird von einem Stängel getragen, der entlang der Körpermittellinie nach unten führt, zwischen Scham und Anus den Körper verlässt und im Erdreich mit seinem Wurzelwerk fest verankert ist. Über das Wurzelwerk fließt wertvolle Nahrung durch den Stängel entlang Ihrer Wirbelsäule nach oben und macht die grün schillernde Knospe praller und praller, bis sie schließlich die ersten schützenden grünen Blätter lockert und aufrollt. Vielleicht ist sie noch zögerlich, aber mit dem nächsten Durchströmen von Lebensenergie aus den Wurzeln, mit dem Sauerstoff aus Ihrem Atem, kann sie nicht mehr anders, als ihre ersten Blütenblätter zaghaft zu zeigen: zu zeigen, in welcher Farbe sie gleich erblühen wird. Sie wird durchströmt von Lebenskraft und der Freude, sich bald in all ihrer Schönheit zu präsentieren. Sie ist durchströmt von der Vorfreude, dass sie schon bald Blütenblatt um Blütenblatt entfalten darf, bis sich auch die Staubgefäße in voller Üppigkeit zeigen können. Ihr Atem nährt die Rosenknospe, aus der Erde entlang der Körper-Mittellinie fließen Nahrung und Wasser, die die Pflanze stärken, damit sie neue Knospen ansetzen kann. Mit dem nächsten Einatem entfalten sich die Blütenblätter schon wieder weiter. Welche Farbe haben sie? Riechen Sie den Rosenduft? Ist der Duft kräftig oder eher zart? Nehmen Sie die Form der Blüte wahr, hat sie viele Blütenblätter? Oder nur wenige? Ihre Rosenblüte entfaltet sich in ihrer verschwenderischen Üppigkeit und Freude über ihr Dasein noch mehr. Auf dem Höhepunkt des Erblühens, der Pracht, verwandelt sich die üppige Rosenblüte vor Ihrem inneren Auge in einen grün schillernden Energieball – anfänglich sind die Grüntöne vermischt mit den Farben der Blütenblätter. Mit Ihrem Einatem wird der Energieball gestärkt und entwickelt sich zu einem sattgrünen Energiewirbel. Zusätzlich strömt weiter Energie aus der Erde durch Ihre Wirbelsäule nach oben. Das Grün wird intensiver und intensiver, der Energieball ist so satt, dass er sich verströmt, über das Herz hinaus erfüllt die warme Farbe den ganzen Brust- und Bauchraum. Der sattgrüne Energieball wird immer weiter genährt von dem Qi des Atems und der Erdenergie, sodass es sich weiter verströmt – in die Beine, in die Arme bis hinein in den Kopf. Schließlich ist Ihr ganzer Körper wohlig erfüllt von diesem sattgrünen Qi. Ihr Herz ist ein praller, grün schillernder Energiewirbel, der sich überströmt und Brust, Bauch, Arme, Beine und Kopf erreicht. Von den Haarspitzen bis zu den Zehen spüren Sie die kraftvolle grüne Energie. Vielleicht möchten Sie Ihrem Herzen Danke sagen für die unermüdliche Unterstützung, für die Liebe, die Freude und das Glück, das Sie in Ihrem Leben empfinden. Aber auch dafür, dass es Sie manchmal warnt. Wofür können Sie Ihrem Herzen noch danken? ... Nehmen Sie noch einmal den sattgrünen Energiewirbel in Ihrem Herzen wahr, wie das grüne Herz-Qi Ihren ganzen Körper wohlig durchströmt, jedes Organ, jede Zelle. Nun erspüren Sie Ihren Atem, den Einatem, den Ausatem, und machen Sie sich bereit, mit Ihrer Aufmerksamkeit in den Alltag zurückzukehren ... Ihren Einatem ... Ausatem ... Nehmen Sie Ihre Liege- oder Sitzunterlage wahr, vielleicht sind Geräusche zu hören, greifen Sie mit Ihren Händen nach der Unterlage und ertasten Sie sie ... Ihr Atem kommt und geht ... Sie sind entspannt und erfüllt. Atmen Sie noch ein paar Mal tief durch ... und machen Sie sich nun bereit, ganz in die Gegenwart zurückzukehren. Strecken Sie Ihre Beine aus, wenn Sie sitzen, räkeln Sie sich, wenn Sie liegen. Strecken Sie die Arme und Finger nach oben aus, insbesondere Ihre Zeigefinger, und öffnen Sie dabei Ihre Augen! Die Meditation ist nun beendet! Und Sie sind mit Ihrer Aufmerksamkeit wieder ganz in der Gegenwart!

Die Bittentherapie

Die Bittentherapie ist eine wesentliche Grundübung für Ihre körperliche und seelische Gesundheit. Bei dieser Anwendung, die von einigen chinesischen Meistern auch in Deutschland gelehrt wird, formulieren Sie im Zustand der Versenkung Bitt-Gedanken. Dabei entsteht eine Kraft, die auf einige Ihrer Meridiane und Akupunkturpunkte wirkt. In der folgenden Übung nutzen wir die Fingerkuppen als sogenannte Akupressurpunkte. Darüber werden Informationen an tiefer gelegene Organe geleitet, die Durchblutung und den Energiekreislauf gefördert, um so das Gleichgewicht zwischen Yin und Yang wiederherzustellen.

Ihre Bitt-Gedanken sollten Sie nur in einem ruhigen und aufnahmefähigen Zustand formulieren. Nehmen Sie sich dazu Zeit. Gehen Sie in stiller Umgebung ganz in sich, und konzentrieren Sie sich auf Ihre tatsächlichen Wünsche und Ihre innersten Anliegen. Handelt es sich bei Ihrem Bitt-Gedanken um einen Wunsch, der Ihre körperliche Gesundheit betrifft? Ist es ein Wunsch, der Ihr emotionales oder seelisches Wohlbefinden betrifft oder Ihr psychisches Wachstum? Geben Sie Ihrer inneren Stimme Raum. Hören Sie genau hin, um Ihren Wunsch, Ihre Bitte klar formulieren zu können. Formulieren Sie Ihre Bitte in einem kurzen klaren positiven Satz.

Ihre Bitte kann allgemein gehalten sein, zum Beispiel: »Mein Immunsystem ist stark.« Oder sehr spezifisch wie vielleicht: »Ich kann meinen Arm beschwerdefrei bewegen.« Oder: »Mein Kopf ist frei.« Wichtig ist, dass Sie das, was Sie erbitten oder wünschen, in tiefer Überzeugung sagen und dass Sie aus Herz und Seele heraus sprechen. Versuchen Sie Worte wie »Nein, nicht«, »müssen« und »sollen« zu vermeiden. Formulieren Sie positiv und lösungsorientiert und immer in der Gegenwart. Wenn Sie bei der Übung merken, dass der Satz nicht wirklich stimmig ist, dann verändern Sie ihn so lange, bis er wirklich für Sie passt. Wenn Sie Klarheit über Ihren Wunschgedanken haben, können Sie mit der Bittentherapie beginnen.

Führen Sie diese Übung dann täglich mindestens einmal durch. Idealerweise so lange, bis sich eine deutliche Verbesserung Ihres Befindens einstellt beziehungsweise bis Sie sich gesundheitlich gefestigt fühlen. Eine Übung dauert jeweils 15 bis 20 Minuten. Die ersten beiden Teile der Übung dienen der allgemeinen Stärkung und dem Schutz des Immunsystems. Sie führen diese Übung im Stehen aus. Ihre Füße stehen dabei parallel und hüftbreit auseinander. Achten Sie darauf, dass Sie bequem stehen, das heißt entspannt und locker in den Knien. Ihr Blick ist nach vorne gerichtet. Ihre Zunge hat Kontakt mit dem oberen Gaumen.

Nun zur Übung. Sind Sie bereit?

1. Überprüfen Sie Ihre Grundhaltung: Sie stehen mit lockeren Knien und sicher mit beiden Beinen auf der Erde. Ihre Füße sind parallel nach vorne gerichtet und hüftbreit auseinander. Ihre Zungenspitze liegt am oberen Gaumen an.
   Die Fingerspitzen von Daumen und Ringfinger beider Hände berühren sich. So bilden Daumen und Ringfinger beider Hände einen Ring. Die rechte Hand halten Sie so, dass der leicht ausgestreckte Zeigefinger und Mittelfinger auf den Ringfinger der linken Hand zeigen. Halten Sie so Ihre Hände und ziehen Sie jetzt mit Ihrem Zeige- und Mittelfinger der rechten Hand 30 Kreise im Uhrzeigersinn um den Ringfinger der linken Hand.
   Konzentrieren Sie sich auf Ihre Hände und zählen Sie die Kreise: 1 – 2 – 3 – 4 – 5 – 6 … in Ihrem Tempo … 7 – 8 – 9 … Wenn Sie im Rhythmus sind, lenken Sie Ihre Gedanken zusätzlich auf Ihren Wunsch, auf das Thema, das sich erfüllen möge … dabei zählen Sie die Kreise, die Ihre Finger beschreiben … weiter bis 30 … Sie zählen … und Sie denken oder murmeln Ihre Bitte … Sie zählen weiter und wieder-

holen Ihre Bitte laut oder leise wie ein Mantra ... Sie sind bei 30 angekommen?
Dann wechseln Sie die Hände. Ihr Mittelfinger und der Zeigefinger der linken Hand zeigen jetzt auf den Kreis der rechten Hand. Und Sie ziehen mit der linken Hand die Kreise im Uhrzeigersinn: 1 – 2 – 3 – 4 – 5 – 6 – in Ihrem Tempo ... im Uhrzeigersinn ... Sie zählen weiter ... und murmeln laut oder leise Ihre Bitte wie ein Mantra ... und Sie zählen weiter bis 30 ... und murmeln Ihre Bitte ... Sie sind wieder bei 30 angekommen?
Ihre Zungenspitze liegt immer noch am Gaumen. Nun halten Sie Ihre Hände wieder wie zu Beginn der Übung. Die Fingerspitzen von Daumen und Zeigefinger berühren sich, der Zeigefinger und der Mittelfinger der rechten Hand weisen zu dem Kreis der linken Hand. Jetzt kreisen Sie entgegen dem Uhrzeigersinn dreißigmal und formulieren wieder Ihren Bittgedanken. 1 – 2 – 3 – in Ihrem Tempo – 4 – 5 – 6 Kreise, gegen den Uhrzeigersinn ... Sie zählen weiter ... Sie murmeln dabei wieder Ihren Bittgedanken ... und Sie zählen die Kreise ... und Sie bleiben bei Ihrem Bittgedanken ... bis 30. Bei 30 angekommen?
Jetzt wechseln Sie die Hände wieder. Mittelfinger und Zeigefinger der linken Hand weisen auf den Kreis der rechten Hand ... und Sie ziehen die Kreise gegen den Uhrzeigersinn: 1 – 2 – 3 – in Ihrem Tempo – 4 – 5 – 6 Kreise, gegen den Uhrzeigersinn ... Sie zählen weiter ... und Sie murmeln dabei wieder Ihre Bitte, Ihren Wunsch ... und Sie zählen die Kreise bis ... 30. Sie sind bei 30 angekommen. Gut!

2. Ihre linke Hand ruht nun in der rechten Hand und Ihre Zungenspitze liegt noch immer am oberen Gaumen an. Die Daumen zeigen nach vorne. Lassen Sie nun die Daumen kreisen, ohne dass sie sich berühren. Während des

Kreisens lenken Sie Ihre Gedanken auf Ihren Wunsch, auf Ihre Bitte. Sie kreisen mit beiden Daumen in gleichmäßigem Rhythmus, Sie denken Ihre Bitte oder Sie murmeln Ihre Bitte ... Sie kreisen Ihre Daumen ... Sie bitten ... Ihre Hände ruhen ineinander, Ihre Daumen kreisen und Ihre Gedanken erbitten ... So lange, bis Sie das Gefühl haben, es ist ausreichend ... Ihre Daumen kreisen ... Sie murmeln Ihre Bitte ... Nun kommen wir zum nächsten Schritt.

3. Dieser Teil entgiftet den Körper und hilft dabei, Ihre aktuelle Situation zu verändern. Diese Übung erkläre ich erst kurz. Sie legen die Finger- und Daumenspitzen zusammen und bilden so ein Spitzdach mit beiden Händen. Die Zeigefinger lösen sich voneinander, kleiner Finger, Ringfinger, Mittelfinger und Daumen bleiben in Kontakt. Kreisen Sie mit den beiden Zeigefingern fünfmal nach vorne, vom Körper weg, und dann fünfmal zum Körper hin, die Finger berühren sich weder gegenseitig noch die Nachbarfinger. Während Ihre Finger Kreise ziehen, konzentrieren Sie sich ganz intensiv auf Ihre Bitte, auf Ihren Wunsch. Dann machen Sie die gleiche Übung mit den anderen Fingern. Es kann sein, dass das Kreisen mit einzelnen Fingern schwierig ist oder erst einmal gar nicht gelingen will. Lassen Sie sich dadurch nicht entmutigen. Diese Bewegungen sind für die Finger ungewohnt, nach einigen Übungen werden die Kreise immer einfacher auszuführen und Ihre Finger beweglicher sein. Also, los geht's.

Überprüfen Sie zwischendurch noch einmal Ihren Stand. Sie stehen bequem, die ganze Fußsohle ist im Kontakt mit dem Boden, die Füße sind schulterbreit auseinander und parallel nach vorne ausgerichtet, die Knie sind locker. Die Zungenspitze liegt am Gaumen. Mit den Händen formen Sie wie beschrieben das Spitzdach, sodass sich alle Fingerspitzen berühren. Wir beginnen mit den Zeigefingern. Sie kreisen fünfmal in die eine Richtung – und dabei denken oder murmeln Sie Ihren Bittgedanken: 1, 2, 3, 4, 5. Fünfmal in die andere Richtung und Sie konzentrieren sich auf Ihren Wunsch oder Sie murmeln ihn: 1, 2, 3, 4, 5 … Nun zum Mittelfinger: Die Zeigefingerspitzen berühren sich wieder, die Mittelfingerspitzen lösen sich, kreisen ihre fünf Kreise in die eine Richtung und dabei murmeln Sie Ihren Wunsch: 1, 2, 3, 4, 5. Dann fünf Kreise in die andere Richtung, Sie bleiben bei Ihrer Bitte: 1, 2, 3, 4, 5. Die Mittelfingerspitzen berühren sich wieder, die Ringfingerspitzen lösen sich, um die Kreise auszuführen, fünf Kreise in die eine Richtung, begleitet von Ihrer Bitte: 1, 2, 3, 4, 5. Fünf Kreise in die andere Richtung, wieder begleitet von Ihrer Bitte: 1, 2, 3, 4, 5. Nun wandert Ihre Aufmerksamkeit zum letzten, zum kleinen Finger. Die Ringfinger berühren sich wieder, die kleinen Finger ziehen ihre Kreise. Fünf Kreise in die eine Richtung, begleitet von Ihrer Bitte: 1, 2, 3, 4, 5. Ein letztes Mal fünf Kreise in die andere Richtung und Sie murmeln Ihre Bitte: 1, 2, 3, 4, 5. Nun können Sie Ihre Hände sinken lassen, die Übung ist hier zu Ende. Ihre Zunge löst sich vom Gaumen und Sie können Ihre Beine und Füße lockern.

Bleiben Sie noch einen Moment mit der Aufmerksamkeit bei sich selbst … nehmen Sie sich wahr … spüren Sie, wie Sie sich fühlen … spüren Sie noch einmal den Boden unter Ihren Füßen … und nehmen Sie wieder Ihre Umgebung wahr.

Liebesmeditation

Einleitung

Die Liebesmeditation bedient sich verschiedener Techniken des Qi Gong und der Bittentherapie, wie sie in der Traditionellen Chinesischen Medizin seit über 3000 Jahren praktiziert werden. Bei der Bittentherapie entsteht eine Kraft, die auf einige Meridiane und Akupunkturpunkte wirkt. Sie gibt bestimmte Informationen an tiefer gelegene Organe, fördert die Durchblutung und den Energiekreislauf, um das gestörte Gleichgewicht zwischen Yin und Yang wiederherzustellen. Die Bittgedanken werden in einem ruhigen und aufnahmefähigen Zustand formuliert. Dabei konzentriert sich der Meditierende ganz auf seine tatsächlichen Wünsche und innersten Anliegen.

Die Liebesmeditation hilft uns, zu unserem Ursprung, zu unserer Mitte zu finden. Aus dieser Mitte heraus spüren wir, was für uns persönlich gut und richtig ist. Wir werden innerlich frei, indem wir uns von Energieblockaden lösen, und können uns selbstbewusst und aktiv mit unserem Leben und unseren Beziehungen auseinandersetzen, sie korrigieren oder neue Beziehungen aufbauen.

Eine alte spirituelle Technik

Auch die Liebesmeditation ist von alters her eine spirituelle Technik, die von den chinesischen Schamanen nur einem eingeweihten Kreis weitergegeben wurde. Die besondere Art und Weise der Meditation spürt die eigene Liebesfähigkeit auf, erweckt und entfacht sie und erweitert ihre Grenzen.

Auf diese Weise erleben wir unsere Liebesfähigkeit in neuer Intensität. Grundvoraussetzung ist dabei, uns von einengenden Gefühlen und Ängsten zu befreien und loszulassen. Die Liebesmeditation stärkt unsere Fähigkeit, uns mit allen Sinnen unserer seelischen, geistigen und spirituellen Fähigkeiten bewusst zu werden.

Wenn Sie die Liebesmeditation mehrmals wiederholt haben, werden Sie die Kraft und Energie spüren, die sich in Ihrem Körper ausbreitet, die Sie stärkt und die Sie aufrichtet.

Das Herz spielt bei der Liebesmeditation eine zentrale Rolle. In der Traditionellen Chinesischen Medizin ist das Herz das Tor zur Seele. Es hat die Aufgabe, unseren Blutkreislauf aufrechtzuerhalten und ihn zu stärken. Das Herz ist aber auch Sitz der Liebesfähigkeit und der Freude. Wenn das Herz von der Lebensenergie Qi gut durchströmt ist, sind wir auch liebesfähig, und wir empfinden Freude und Glücksgefühle. Wir werden dabei offen für die Schönheiten des Lebens, wir werden empathisch für unsere Mitmenschen und können uns besser in sie einfühlen. Dies ist eine Voraussetzung für weise Friedfertigkeit und echte Zuneigung. Die Lebensenergie Qi hilft uns, den Mitmenschen mit Toleranz zu begegnen, sie lässt uns Geborgenheit und Dankbarkeit, Freude und Fürsorge stärker erleben. Und sie stärkt unsere spirituellen Fähigkeiten.

Ein mit der Lebensenergie Qi durchströmtes Herz gibt uns das Gefühl, im Hier und Jetzt, in Harmonie und Angenommensein zu leben. Die Liebesmeditation stärkt unsere Selbstheilungskräfte. Bei der Liebesmeditation richten wir daher unsere Aufmerksamkeit in besonderer Weise auf unser Herz.

Vorbereitung

Eine sehr gute Vorbereitung auf die Meditation sind Atemübungen nach dem Qi Gong. Qi Gong heißt übersetzt »Arbeit an der Lebensenergie«. Dieses bedeutende Vermächtnis der Traditionellen Chinesischen Medizin wirkt durch die kontrollierte Atmung in Verbindung mit Vorstellungskraft und Bewegung. Dabei soll der Geist ähnlich wie bei der Meditation in Ruhe sein.

Suchen Sie sich einen ruhigen Ort, an dem Sie völlig ungestört sind und von nichts abgelenkt werden. Achten Sie darauf, dass der Raum gut durchlüftet ist. Vielleicht lüften Sie den Raum noch einmal gründlich durch, bevor Sie mit der Meditation beginnen. Die Raumtemperatur sollte für Sie angenehm sein, nicht zu kühl und nicht zu warm. Sie können auch im Freien üben, vorausgesetzt, Sie sind dabei ungestört.

Bewusst atmen mit Qi Gong

Sie können die Meditation im Sitzen, im Liegen oder auch im Stehen durchführen. Wenn Sie im Liegen meditieren wollen, breiten Sie eine Decke aus, auf die Sie sich bei der Meditation legen.

Wenn Sie die Meditation im Sitzen ausführen, achten Sie darauf, dass Sie aufrecht sitzen und nicht in weichen Polstern versinken.

Wenn Sie im Stehen meditieren wollen, stellen Sie sich aufrecht hin. Ihre Füße stehen schulterbreit auseinander. Die Fußspitzen schauen nach vorn. Gehen Sie ganz leicht in die Knie, sodass Ihr Körperschwerpunkt genau zwischen den Füßen liegt.

Die Arme hängen seitlich locker neben dem Körper. Versuchen Sie, alle Spannung aus Ihren Armen herauszunehmen. Stellen Sie sich vor, Ihr Körper ist am Scheitelpunkt Ihres Kopfes an einer unsichtbaren Schnur aufgehängt. Der Rücken ist vollkommen gerade, die Wirbel sind wie eine Perlenkette aufgehängt. Zwischen jedem Wirbel ist ein kleiner Abstand.

Wenn Sie im Liegen meditieren möchten, stellen Sie die Beine leicht auf. Der Rücken liegt mit seiner gesamten Fläche auf dem Boden. Die Hände liegen seitlich neben dem Körper mit den Handflächen nach unten. Achten Sie darauf, dass kein Hohlkreuz entsteht. Breiten Sie sich ganz auf dem Boden aus. Sie haben das Gefühl, Ihr Körper liege ganz schwer auf dem Boden.

Fühlen Sie Ihren gesamten Körper nach. Es sollte nichts unbequem oder einengend sein, sodass Sie Ihre Position in den nächsten zwanzig bis dreißig Minuten nicht mehr verändern oder korrigieren müssen.

Alle Hast und Eile fallen von Ihnen ab. Konzentrieren Sie sich nun auf Ihren Atem ... Atmen Sie tief aus. Ihr Mund ist dabei leicht geöffnet, sodass die ausströmende Luft an den Lippen ein leicht strömendes Geräusch macht.

Atmen Sie durch die Nase ein. Lassen Sie den Atem einfach kommen. Sie spüren, wie der einströmende Atem den gesamten Brustraum ausfüllt. Das Zwerchfell spannt sich an, und der Bauch wölbt sich nach außen.

Wenn Sie im Sitzen oder im Stehen üben, achten Sie darauf, dass sich die Schultern nicht heben. Die Schultern sollten ganz entspannt und locker bleiben.

Verweilen Sie ganz im Moment. Versuchen Sie, während Sie gleichmäßig weiteratmen, innerlich leer zu werden. Nichts beunruhigt Sie, und nichts stört Sie ...

Heilübung für das Herz-Chakra

Stellen Sie sich vor, um Ihre Lippen spielt ein leichtes Lächeln. Das gelingt leichter, wenn Sie sich ganz auf Ihren Atem konzentrieren. Atmen Sie ruhig ein. Ihre Bauchdecke hebt sich. Halten Sie den Atem einen kurzen Moment an. Dann atmen Sie aus. Dabei senkt sich Ihre Bauchdecke ganz von selbst. Versuchen Sie, möglichst natürlich zu atmen. Lassen Sie die Luft durch die Nase ein- und durch den Mund wieder ausströmen. Die Atmung ist langsam, tief, sanft und gleichmäßig. Aktivieren Sie nun Ihr Qi, die Lebensenergie. Stellen Sie sich vor, eine warme, angenehme, lichtdurchflutete Kugel gleitet durch Ihren Körper und verströmt Energie, Wärme und Kraft ...

Atmen Sie ruhig und kontrolliert weiter. Konzentrieren Sie sich ganz auf Ihren Atem. Atmen Sie langsam ein und wieder aus. Und ein ... und wieder aus ... langsam und gleichmäßig. Malen Sie sich das Bild von der Kugel, die durch Ihren Körper gleitet, weiter aus ...

Jetzt richten Sie Ihre Gedanken auf die negativen Gefühle ... Versuchen Sie, die negativen Gefühle wegzuatmen. Mit dem ausströmenden Atem verlassen Wut, Angst und Trauer Ihr Herz und Ihren Körper ...

Lassen Sie den Atem kommen. Mit dem frischen Atem kommt neue, positive Energie in Ihren Körper. Sie verändern die negativen Gefühle in positives, wohliges Empfinden. Atmen Sie ruhig durch die Nase ein und durch den Mund aus ... und ein und wieder aus ...

Stellen Sie sich ein Feuer vor. Es ist ganz rot. Es lodert und flackert. Feuer steht für die Farbe Rot und die Freude am Leben. Das Feuer stärkt Ihr Herz und Ihren Kreislauf. Feuer steht in der Fünf-Elemente-Lehre für den Teenager, den jungen Erwachsenen. Reiben Sie nun langsam Ihre Handflachen aneinander, bis die Hände warm und energiegeladen sind. Atmen Sie dabei ruhig und kontrolliert weiter …

Legen Sie jetzt die linke Hand in den Herzbereich und die rechte Hand über Kreuz darüber. Atmen Sie siebenmal ruhig und tief in Ihrem eigenen Atemrhythmus ein und aus. Ihr Atem kommt und geht, ganz in Ihrem eigenen Rhythmus. Sie atmen ein und aus … Ihr Atem strömt ein und wieder aus …. Spüren Sie, wie sich Bauch und Brust beim Einatmen heben und beim Ausatmen wieder flacher werden … Mit jedem Einatmen heben sich Brust und Bauch. Mit jedem Ausatmen senken sich Brust und Bauch …. Ihr Atem strömt in den Körper ein, in Ihr Herz und in den Dünndarm. Mit dem nächsten Einatmen fließt die Energie zusätzlich über Ihre Hände in das Herz und in den Dünndarm. Sie atmen ein, der Bauch hebt sich … Sie atmen aus, der Bauch senkt sich … Stellen Sie sich vor, wie mit jedem Einatmen warmes, feuerrotes Qi in Sie einströmt, wie es zu Ihrem Herzen und zum Dünndarm fließt.

Das Ausatmen nimmt Verbrauchtes und Altes mit … Bauch und Brust senken sich wieder … Warmes, feuerrotes Licht pulsiert unter Ihren Händen. Stellen Sie sich vor, dass Sie in einer warmen Sommernacht in ein lebendiges, warm-rotes Lagerfeuer blicken. Sie lassen sich erwärmen … Sie beobachten die unterschiedlichen Rot-Töne und nehmen diese warme feuerrote Energie in sich auf … Das Feuer spendet Wärme, Geborgenheit und lodernde, impulsive Energie, gleichzeitig verzehrt es sich … Sie blicken in das Lagerfeuer und freuen sich über den Feuerschein, die Wärme, die Fröhlichkeit und die Lebendigkeit um Sie herum. Sie hören fröhliches Lachen …

So, wie das warme feuerrote Qi mit Ihrem Atem in Ihr Herz einströmt, so ist Ihr Herz gleichermaßen von Freude durchströmt. Das warme, rote Licht und die Freude durchstrahlen Ihr Herz. Sie atmen Qi ein ... und aus ... Und der Atem nimmt altes Verbrauchtes aus Ihrem Körper mit. Mit jedem Einatmen wird die feuerrote warme Kraft in Ihnen stärker ... Das rote, freudige Leuchten nimmt immer mehr zu, bis es schließlich überströmt in die Blutbahnen ... Nach und nach erreicht es über die Blutbahnen den ganzen Körper. Atmen Sie in Ihrem Rhythmus weiter ... Der Atem kommt und geht ...

Das warme, rote fröhliche Qi fließt in den Brustraum und in den Bauch. Sie atmen feuerrotes, warmes Qi ein ... Es strömt über die Blutbahnen in die Beine, in die Arme, in den Kopf ... Es erfüllt auch Ihre Zunge. Ihr Herz, Ihr Dünndarm, Ihre Zunge und Ihre Blutbahnen sind mit feuerrotem, warmem, fröhlich-freudvollem Qi erfüllt. Diese warme rote Energie erfüllt ganz und gar Ihren Körper. So ist Ihr ganzer Körper von den Haarspitzen bis zu den Fußspitzen wohlig warm mit feuerrotem Qi erfüllt. Das Feuer-Element in Ihrem Körper ist maximal gestärkt.

Lassen Sie den Atem ruhig durch die Nase einströmen ... Er breitet sich ganz in Ihrem Körper aus ... Die verbrauchte Luft verlässt Ihren Körper und nimmt verbrauchte Energie mit ...

Das innerste Anliegen

Atmen Sie ruhig und tief in Ihrem eigenen Atemrhythmus ein und aus. Konzentrieren Sie sich nun auf einen tiefen und tatsächlichen Wunsch, auf Ihr innerstes Anliegen. Spüren Sie diesem Wunsch nach. Lassen Sie Bilder entstehen, die dieser Wunsch in Ihnen auslöst ...

Zwicken Sie nun mit dem rechten Daumen und Zeigefinger in die Fingerspitzen der linken Hand. Massieren Sie dabei mit Daumen und Zeigefinger jeden Finger der linken

Hand folgendermaßen: Fahren Sie bei jedem Finger zehnmal mit Daumen und Zeigefinger der rechten Hand vom Fingergrundgelenk bis zur Fingerspitze hinauf. Streichen Sie dann denselben Finger zehnmal aus ...

Massieren Sie dann mit der rechten Daumenspitze zwanzigmal den Handteller der linken Hand. Atmen Sie dabei in Ihrem Rhythmus weiter ein und aus ...

Massieren Sie nun den Bereich in der Mitte der Handgelenksfalte. Dann drücken Sie zwanzigmal in den Bereich der Handgelenksfalte ...

Ihre Gedanken bleiben dabei ganz auf Ihr innerstes Anliegen konzentriert. Sagen Sie innerlich: »Ich liebe mich selbst, so wie ich bin. Durch die Kraft meines Mitgefühls verbinde ich mich mit allen Wesen. Ich öffne mein Herz, um Liebe zu schenken und sie mit Freude anzunehmen.« ...

Formulieren Sie dann innerlich einen Satz zu Ihrem Anliegen, zum Beispiel: »Ich werde liebevollen Kontakt zu – X.X. – haben.« Verwenden Sie dabei den Namen des Menschen, zu dem Sie den Kontakt intensivieren möchten ...

Zwicken Sie nun mit dem linken Daumen und Zeigefinger in die Fingerspitzen der rechten Hand. Massieren Sie dabei mit Daumen und Zeigefinger der linken Hand jeden Finger der rechten Hand folgendermaßen: Fahren Sie bei jedem Finger zehnmal mit Daumen und Zeigefinger der rechten Hand vom Fingergrundgelenk bis zur Fingerspitze hinauf. Streichen Sie dann denselben Finger zehnmal aus ...

Massieren Sie dann mit der linken Daumenspitze zwanzigmal den Handteller der rechten Hand. Atmen Sie dabei in Ihrem Rhythmus weiter ein und aus ...

Massieren Sie nun den Bereich in der Mitte der Handgelenksfalte. Dann drücken Sie zwanzigmal in den Bereich der Handgelenksfalte ...

Wiederholen Sie dabei den Satz: »Ich werde liebevollen Kontakt zu – X.X. – haben.« Danach halten Sie Ihre Hände wie am Beginn der Übung. Wiederholen Sie dabei den Satz: »Ich werde liebevollen Kontakt zu X.X. haben.« ...

Atmen Sie ruhig und in Ihrem Rhythmus weiter ... Spüren Sie Ihrem Anliegen nach: Hat sich Ihr Gefühl während der Übung verändert? Konzentrieren Sie sich ganz auf das aufsteigende Gefühl. Bleiben Sie dabei in Ihrem Atemrhythmus ...

Ausklang

Machen Sie sich nun bereit, Ihre Aufmerksamkeit wieder auf den Alltag zu lenken. Atmen Sie noch ein paar Mal tief ein und wieder aus.

Wenn Sie im Liegen geübt haben, strecken Sie die Beine aus und legen Sie sie bequem auf dem Boden ab.

Wenn Sie im Stehen geübt haben, lockern Sie Ihre Beine, schütteln Sie Ihre Arme leicht aus, kreisen Sie leicht mit dem Kopf, ohne an die Schmerzgrenze zu gehen. Sie fühlen sich leicht und entspannt.

Strecken Sie die Arme und Finger aus, und machen Sie Ihre Augen auf. Die Meditation ist nun beendet. Sie sind mit Ihrer Aufmerksamkeit wieder ganz in der Gegenwart!

Zum Autor

Li Wu (geb. 1966) ist Professor der Traditionellen Chinesischen Medizin. In Deutschland ist er als Heilpraktiker zugelassen und betreibt mit großem Erfolg eine Naturheilpraxis in München. Seine außergewöhnliche Begabung wurde schon früh erkannt und ließ ihm die Ausbildung am weltberühmten Shaolin-Kloster in der chinesischen Provinz Henan zuteil werden, die er dann später mit einem Medizinstudium an der Universität Peking fortsetzte. In Deutschland studierte Li Wu Psychologie und Germanistik an der Universität in Passau.

Li Wu ist zudem Qi-Gong-Meister, Professor an der Yunnan University of Traditional Chinese Medicine, Professor und Doctor of Acupuncture and Oriental Medicine (DAOM) an der University of East-West-Medicine California, Gründer und Leiter des Naturheilkundlichen Forschungsinstituts München sowie Vorstandsmitglied des chinesischen Huang-Han-Medizinerverbandes.

Adressen, die weiterhelfen

AGTCM e.V., Fachverband für Chinesische Medizin
Halfmannstraße 6
D-44143 Dortmund
www.agtcm.de

TCM Fachverband Schweiz
Alfred-Lienhard-Str. 1
CH-9113 Degersheim
www.tcm-fachverband.ch

Dachverband für TCM & verwandte Gesundheitslehren
Österreichs e.V.
Schönbrunner-Schloss-Str. 21/8
A-1120 Wien
www.dachverband-tcm.at

Klinik am Steigerwald
Waldesruh
D-97447 Gerolzhofen
Tel. (0 93 82) 9 49-0
www.tcmklinik.de

TCM-Klinik Bad Kötzting
Ludwigstr. 2
D-93444 Bad Kötzting
Tel. (0 99 41) 6 09-0
www.tcm.info

Bestelladresse für chinesische Tees und Kräuter:

Kräuter Royal International
Revaler Str. 2
81677 München
Tel. (0 89) 91 07 58 54
Fax: (0 89) 99 97 98 95
Email: info@kraeuterroyal.com
www.kraeuterroyal.com

Bücher, die weiterhelfen

Beinfield, Harriet et al.:
Traditionelle Chinesische Medizin: Grundlagen – Typenlehre – Therapie.
Deutscher Taschenbuch Verlag 2005

Heider de Jahnsen, Manuela:
Das große Handbuch der Chinesischen Ernährungslehre.
Windpferd 2009

Hornfeck, Susanne et al.:
Die acht Schätze der chinesischen Heilküche.
Deutscher Taschenbuch Verlag 2004

Kaptchuk, Ted J.:
Das große Buch der chinesischen Medizin: Die Medizin von Yin und Yang in Theorie und Praxis.
Fischer TB 2006

Li Wu:
Die Organuhr.
Mankau Verlag, 10. Auflage 2026

Li Wu/Lauer, Natalie/Lux, Dorina:
Die Organuhr für Haustiere.
Mankau Verlag 2022

Li Wu/Klitzner, Jürgen:
Heiltees für Körper, Geist und Seele.
Mankau Verlag, 4. Auflage 2024

Li Wu:
TCM für jeden Tag.
Mankau Verlag, 8. Auflage 2026

Li Wu et al.:
Praxisbuch Chinesische Medizin.
Bassermann Verlag 2005

Li Wu/Lauer, Natalie:
Mit TCM gelassen durch die Wechseljahre.
Mankau Verlag, 2. Auflage 2026

Liu Zihua et al.:
Die echte chinesische Küche.
Gräfe und Unzer 2002

Maciocia, Giovanni:
Grundlagen der chinesischen Medizin.
Urban & Fischer 2008

Maoshing Ni et al.:
Der Gelbe Kaiser. Das Grundlagenwerk der Traditionellen Chinesischen Medizin.
Fischer 2008

Ping-Chung Leung et al.:
Chinesische Medizin. Alte Heilkunst und moderne Wissenschaft.
Elsevier 2005

Notizen

神 NOTIZEN

Stichwortregister

Rezeptregister

Heilrezepte (Kapitel 6)

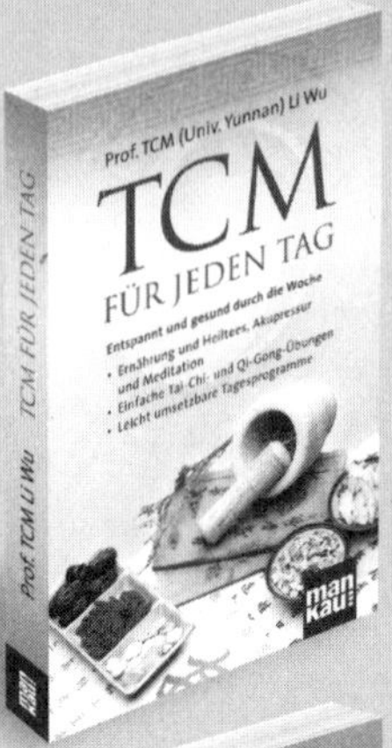

Prof. TCM Univ. Yunnan Li Wu

TCM FÜR JEDEN TAG

Entspannt und gesund durch die Woche

9,95 € (D) | 10,30 € (A)

ISBN 978-3-86374-100-6 | E-BOOK ISBN 978-3-86374-102-0

»›TCM für jeden Tag‹ von Prof. Li Wu bietet für den interessierten Laien eine Fülle von Übungen und Rezepten. Ob man seine Ernährung auf TCM umstellen möchte, oder Akupressur und Massagen für den Hausgebrauch üben möchte; ob als komplexes Tages- oder Wochenprogramm oder als Einzelanwendung, mit ›TCM für jeden Tag‹ wird eine sehr gute Einstiegshilfe gegeben. Und auch wer basierend auf einem fundierten Grundwissen neue Anregungen sucht, kann hier kleine Highlights finden.« Stiftung Gesundheit

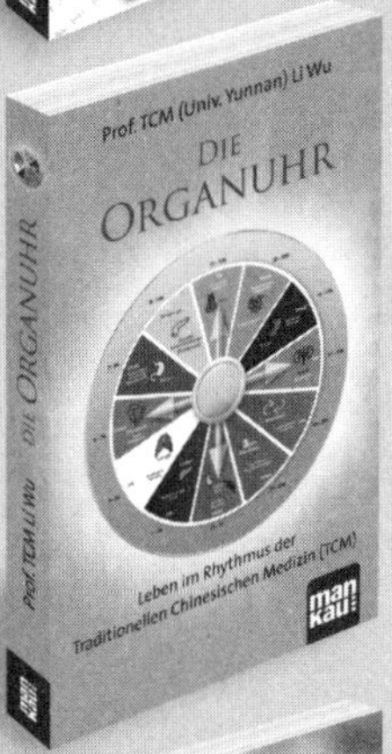

Prof. TCM Univ. Yunnan Li Wu

DIE ORGANUHR

Leben im Rhythmus der Traditionellen Chinesischen Medizin (TCM)

9,95 € (D) | 10,30 € (A)

ISBN 978-3-86374-144-0 | E-BOOK ISBN 978-3-86374-146-4

»Ein gut nachvollziehbarer und übersichtlicher TCM-Ratgeber, der die Funktionen unserer Organe, ihre Hoch- und Ruhephasen und auch Symptome und Beschwerden beschreibt, sowie heilende Tees, Tai-Chi-Chuan-Übungen und Akupressurpunkte. Sehr empfehlenswert!« Susanne Strobach, Coaching, Mediation, Training für Unternehmen & Einzelpersonen

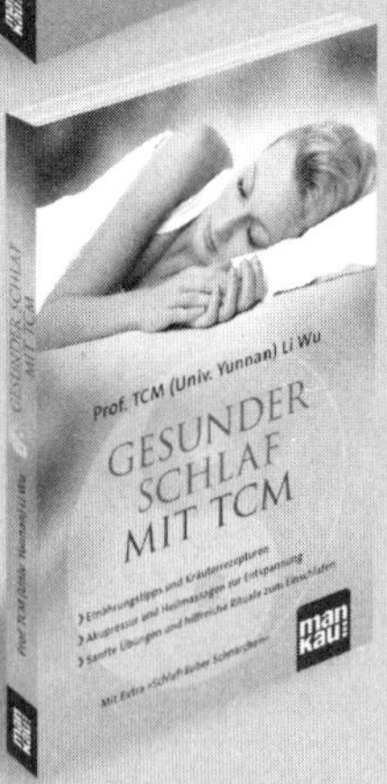

Prof. TCM Univ. Yunnan Li Wu

GESUNDER SCHLAF MIT TCM

- Ernährungstipps und Kräuterrezepturen
- Akupressur und Heilmassagen zur Entspannung
- Sanfte Übungen und hilfreiche Rituale zum Einschlafen

Mit Extra: Schlafräuber Schnarchen

9,95 € (D) | 10,30 € (A)

ISBN 978-3-86374-214-0 | E-BOOK ISBN 978-3-86374-216-4

»Ein sehr empfehlenswerter Ratgeber für ein Problem, unter dem sehr viele Menschen leiden. Am besten die CD gleich mitkaufen.« Spirit live & Schirner Magazin

Unsere Bücher erhalten Sie in Ihrer Buchhandlung!
Besuchen Sie auch unsere Internetseite mit Leseproben, Autorenvideos, Newsletter, Bestellmöglichkeit und mehr: **www.mankau-verlag.de**